腹いっぱい食べて楽々痩せる「満腹ダイエット」

肉を食べても酒を飲んでも
運動しなくても確実に痩せる！

江部康二
高雄病院理事長・医師

トバンク新書　164

はじめに

日本では成人男性の約30％、成人女性の約20％が肥満です。肥満解消のためのダイエットにはいろいろな方法がありますが、なかでも最も効果が高いのが、私が提唱する「糖質制限食」です。内容は本書で詳しく紹介しますが、簡単に言うと「糖質を含む食べ物を控える食事法」です。

厳しいダイエット法は挫折しやすく、リバウンドを招きます。しかし、**糖質制限食では、カロリー制限は不要で、肉や魚、お酒ですらお腹いっぱい飲んだり食べたりできますから、誰にでも続けやすい方法です。**

運動を必要としないので、本書のタイトルにある通り、腹いっぱい食べて楽々痩せる「満腹ダイエット」といえるのです。

制限するのはカロリーではなく、あくまでも「糖質」。従来のダイエットにはない斬新な方法なので、初めての方は戸惑うかもしれません。ところが糖質制限食をいざ始めてみると、**大半の方は最初の1週間で2~3kgの減量に成功します。即効性が高いのも糖質制限食の特徴です。**

もともと、糖質制限食は糖尿病の治療目的に開発されたものです。

私は京都市にある高雄病院で理事長を務める内科医、漢方医です。1999年、私の兄である江部洋一郎が、高雄病院で糖尿病の新しい食事療法として糖質制限食を実践し、画期的な成果を挙げました。これまで延べ1500人ほどの方が高雄病院で糖質制限食による治療を受け、その多くで顕著な改善が見られています。

2002年、私自身、糖尿病であることがわかりました。父も母も糖尿病なので医師として警戒を怠らなかったつもりなのですが、ついに発症したのです。それからは糖質制限食を実践しながら、その効果や背景にある生理的なメカニズムについて独自の研究を続けています。そこで培った知識と経験を本書の随所にちりばめています。

糖尿病を発症する前の食事は玄米が中心。肉よりも魚を好み、週1~2回はテニスをするという健康的な生活を送っていたつもりでした。それなのに学生時代から体重が10kg増えて66kgになり、お腹も出て、とうとうメタボリックシンドロームの基準を満たしてしまいました。

ところが**糖尿病治療のために糖質制限食を始めてみると、半年間で10kg痩せて、学生時代の体型に戻りました。**こうした経験から糖質制限食が糖尿病のみならず、肥満解消にも役立つことを実感。ダイエット目的の食事療法としても、糖質制限食を追究するようになったのです。

肥満はメタボリックシンドロームなどの生活習慣病を招きますし、がん、心臓病、脳卒中という日本人の3大死因のリスクも高めます。満腹ダイエット（糖質制限食）で一人でも多くの方がダイエットに成功し、健康を取り戻すことが筆者の願いです。

【次の人は本書で提唱する満腹ダイエット（糖質制限食）が行えません！】

①腎臓に何かの疾患があり、血液検査で腎機能が低下している人。
②すい臓に炎症があり、血液検査で活動性が確認されている人。
※糖尿病の患者さんで内服薬の服用やインスリン注射をしている人は、糖質制限食で低血糖になる恐れがあります。実施する際は必ず医師に相談してください。

目次

第6章 糖質制限食で健康になる

第1章

満腹ダイエットの基本的なやり方

カロリー制限から糖質制限へ

食事からの摂取カロリーを減らすか、あるいは運動で消費カロリーを増やすか。ダイエットするには、この2つの方法しかないとこれまでは考えられてきました。

しかし、**私が提唱している「糖質制限食」は、食事のカロリー制限も、運動によるカロリー消費も必要としない、まったく新しいダイエット法。糖質さえセーブすれば、好きなものを我慢せずに食べられます。「満腹ダイエット」と異名をとるゆえんです。**

手始めに、従来のダイエット理論をおさらいしてみます。

太るのは、摂取カロリーが消費カロリーを上回り、エネルギー収支の黒字分が体脂肪として脂肪細胞に蓄えられるから。

痩せるには逆のこと、つまり摂取カロリーが消費カロリーを下回るようにしてエネルギー収支の赤字をつくり、それを補うために体脂肪が使われるようにすれば良いというわけです。

けれど、太り気味の人はそもそも食べることが大好きですよね。そんな方々にとって食事は日々の生活での大きな楽しみですから、摂取カロリーを抑えるのは容易ではありません。

そもそも、摂取カロリーの計算は面倒です。ダイエットにトライした方ならどなたでも実感されているように、短い間なら何とか頑張れても、長期間にわたってカロリーを計算し、制限を続けるのは困難を極めます。まして現代の日本のように、街角ごとにコンビニエンスストアがあり、24時間365日、その気になれば好きなときに食べ物が手に入る環境下では、意志が強い人でもカロリー制限は続かないでしょう。

一方、消費カロリーを増やすために運動をするといっても、仕事や家事の忙しい合間を縫ってカラダを動かす習慣をつくるのはなかなか大変です。実際、日本では定期的に運動をしている成人は3人に1人もいないそうです。それに頑張って運動をしたとしても、思ったほど体脂肪は燃えてくれないのが現実です。

30分間ランニングをしても、消費できるのは300kcal前後。これはコンビニで買えるサンドイッチ1袋分くらいです。ウォーキングなら消費カロリーはその半分ほどの

150kcalくらいで、おにぎり1個分ほど。早食いの人なら、サンドイッチやおにぎりはものの1分ほどで食べてしまうでしょう。30分間の運動がわずか1分で元の木阿弥《もくあみ》になってしまうということです。なんだか空《むな》しいですよね。

このように考えると、カロリーをキーワードとするこれまでのダイエット法を実践して痩せるのは相当難しいようです。

糖質制限食では、カロリーについて考える必要はありません。食事のボリュームを落とすことなく、また、つらい運動を無理に行わなくても、体重と体脂肪がきちんと減少します。しかも、即効性が高く、個人差はありますが、最初の1週間で2～3kgの減量に成功する方が大半です。

◇ステーキを食べても痩せられる

では、糖質制限食で減らすべき糖質とは何でしょうか。最初に、この点をしっかり頭に入れておいてください。

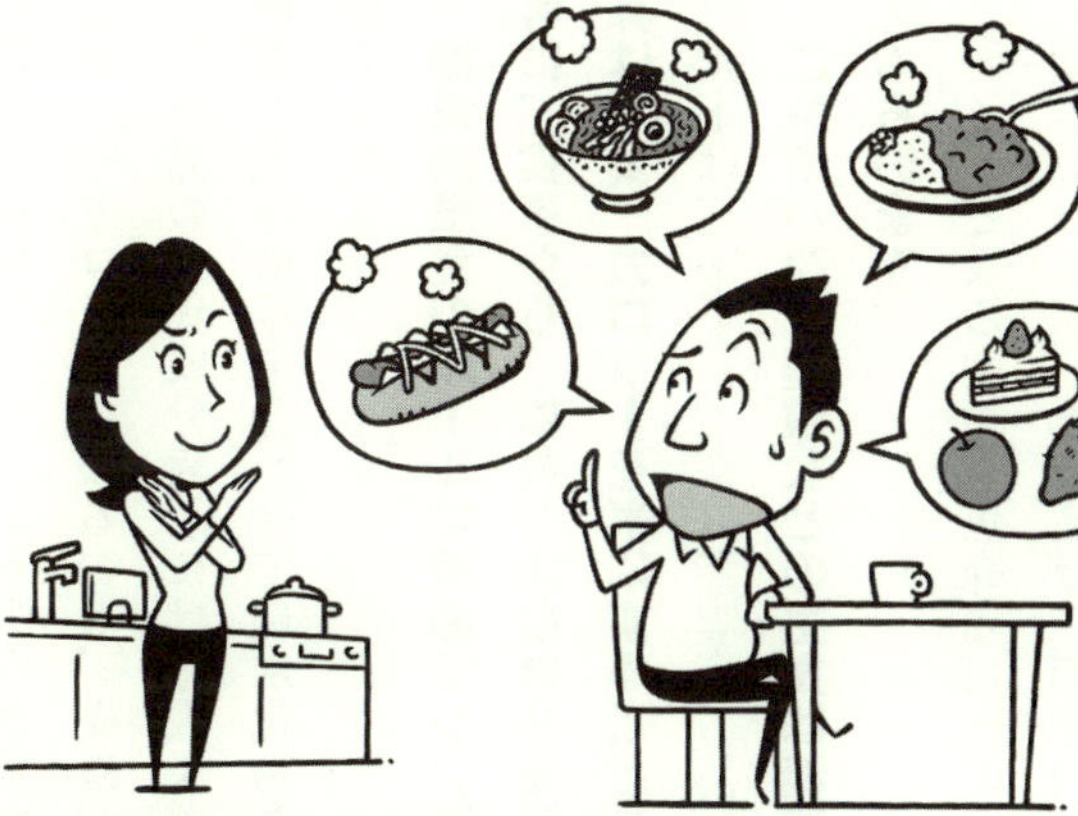

糖質制限食は炭水化物を極力摂らない食事

食の3大栄養素は、「脂質」「タンパク質」「炭水化物」ですが、糖質は炭水化物に含まれます。正確には、「糖質＋食物繊維＝炭水化物」です。

糖質が含まれるのは、ご飯、パン、麺類などの主食、ジャガイモやサツマイモなどのイモ類に含まれているでんぷん、果物やスイーツなどに含まれている果糖、ブドウ糖、砂糖などです。

「糖質＝甘い物」という誤解もありますが、でんぷんのように甘くない糖質もあるので要注意です。

炭水化物に含まれる食物繊維は、ヒトが持っている消化酵素では消化しにくい食物中の繊維質。食べても吸収されないので、ほとんどカロリーになりません。

食べてカロリーになるのは、先ほど述べた3大栄養素（脂質、タンパク質、糖質）で、食品の栄養成分表示には3大栄養素の含有量が書かれています。食品によっては糖質と食物繊維を合わせて炭水化物として表示しているものもありますから、気をつけてください。

糖質制限食のルールは極めてシンプル。巻末の食品ごとの糖質含有量のリストを参考に、食事から、糖質を含む食品を徹底的にカットするだけです。面倒なカロリー計算は不要。カロリーを気にすることなく、満腹になるまで食べることができます。

食事は、「主食」「主菜」「副菜」という3つのカテゴリーで構成されています。**ご飯やパンや麺類などの主食は糖質のかたまりなので、糖質制限食では完全に抜いてもらいます。**

メインとなる肉類や魚介類などの主菜は、糖質を多く含む料理さえ避ければ、自由に食べられます。たとえば、旧来のダイエットでは、ステーキやハンバーグなどの肉料理、カキフライやエビのてんぷらといった揚げ物などは脂肪分とカロリーが高く、控えるべき食品とされてきました。

しかし糖質制限食では、肉料理や揚げ物も、糖質をあまり含まないものであれば食べてもOK（のちほど詳しく紹介しますが、ハンバーグのソース、揚げ物の衣《ころも》には糖質が含まれるのでちょっとした配慮が必要です）。この他、鶏卵、納豆や豆腐などの大豆食品、チーズやバターも糖質が少ないので、安心して食べてください。

副菜は野菜、海藻類、キノコ類などを使った付け合わせです。

野菜、海藻類、キノコ類は糖質が少ないので、適量を食べます。**ただし、イモ類は主食同様に糖質が多いので控えます。**

野菜サラダにはマヨネーズをかけても構いません。カロリー神話から抜けられないダイエット本には、「野菜サラダは塩かレモンで。カロリーが高いマヨネーズは使用禁止」といった主旨の記述をよく見かけますが、**糖質を含まないマヨネーズは糖質制限食では０Ｋです。**

これまで主食でお腹をふくらませていたとしたら、糖質制限食では主菜と副菜でお腹をふくらませます。食後の甘いデザートには砂糖がいっぱいですから、極力摂らないようにします。果物も糖質が多いので控えます。

飲み物では、牛乳には「乳糖」という糖質が多く、果物ジュースも果糖や砂糖が多いので、どちらも避けます。「野菜ジュース＝健康に良い」というイメージを持っている方も多いと思いますが、果汁が添加されて糖質をたくさん含んでいるケースが多いので注意してください。

飲み物は糖質ゼロの水かお茶にします。コーヒーや紅茶は砂糖を入れずにブラックやストレートで。成分未調整の豆乳も糖質が少ないので飲んでＯＫです。

焼酎やウイスキーは飲んでＯＫ

一般的にダイエットでは控えるべきとされるアルコールが飲めるのも、糖質制限食の特徴です。

アルコールには、ビール、日本酒、ワインのような「醸造酒」、焼酎、ウイスキー、ジン、ウォッカ、ブランデーなどの「蒸留酒」があります。**このうち糖質制限食で飲んで良いのは、蒸留酒です。**

醸造酒の原料は穀物と果物。ビールは麦芽、日本酒は米、ワインはブドウを酵母で発酵させてつくるお酒で、アルコール以外に多くの糖質を含んでいます。たとえば、ビール中ジョッキ1杯には10g以上の糖質、日本酒1合には8g以上の糖質が含まれています。

それに対して蒸留酒には、糖質は基本的に入っていません。飲み過ぎはもちろん控えるべきですが、適量を楽しむのであれば何ら問題はありません。

ただし、飲んでも良い醸造酒、控えたい蒸留酒もあります。

糖質を含まない「糖質ゼロ」をうたう発泡酒が、国内酒造メーカー各社から発売されていますが、これはＯＫ。糖質ゼロでノンアルコールのビールテイスト飲料もＯＫです。糖質ゼロの発泡酒の人気を受けて日本酒にも糖質ゼロタイプが登場していますが、これもＯＫです。

ちなみに「糖質ゼロ」ではなく「糖類ゼロ」をうたう飲料もあります。「糖質」と「糖類」の違いがポイントです。糖質ゼロの飲料には、その名の通り、糖質は含まれません。一方の糖類ゼロには、糖質が含まれます。つまり、**糖質制限食では、糖類ゼロの飲料は控えるべき飲料なのです。**

さらに詳しく説明しましょう。糖質とは、単糖類（ブドウ糖・果糖など）、二糖類（ショ糖・乳糖・麦芽糖など）、多糖類（でんぷん・オリゴ糖・デキストリン）、糖アルコール（キシリトール・マルチトールなど）、人工甘味料に分けられます。

このうち、単糖類と二糖類だけを糖類といいます。つまり「糖類ゼロ」には、その他の多糖類、糖アルコール、人工甘味料が含まれているというわけです。

糖質ゼロと糖類ゼロ、一字違いのややこしい表記ですが、糖質制限食では「糖質ゼロ」だけ飲むようにしましょう。

蒸留酒で気をつけたいのは、焼酎やウォッカなどに果汁を混ぜてつくるタイプのカクテルです。

果汁には糖質が多く含まれています。たとえば、ウォッカとオレンジジュースでつくるスクリュードライバーというカクテルには、グラス1杯で20g近い糖質が入って

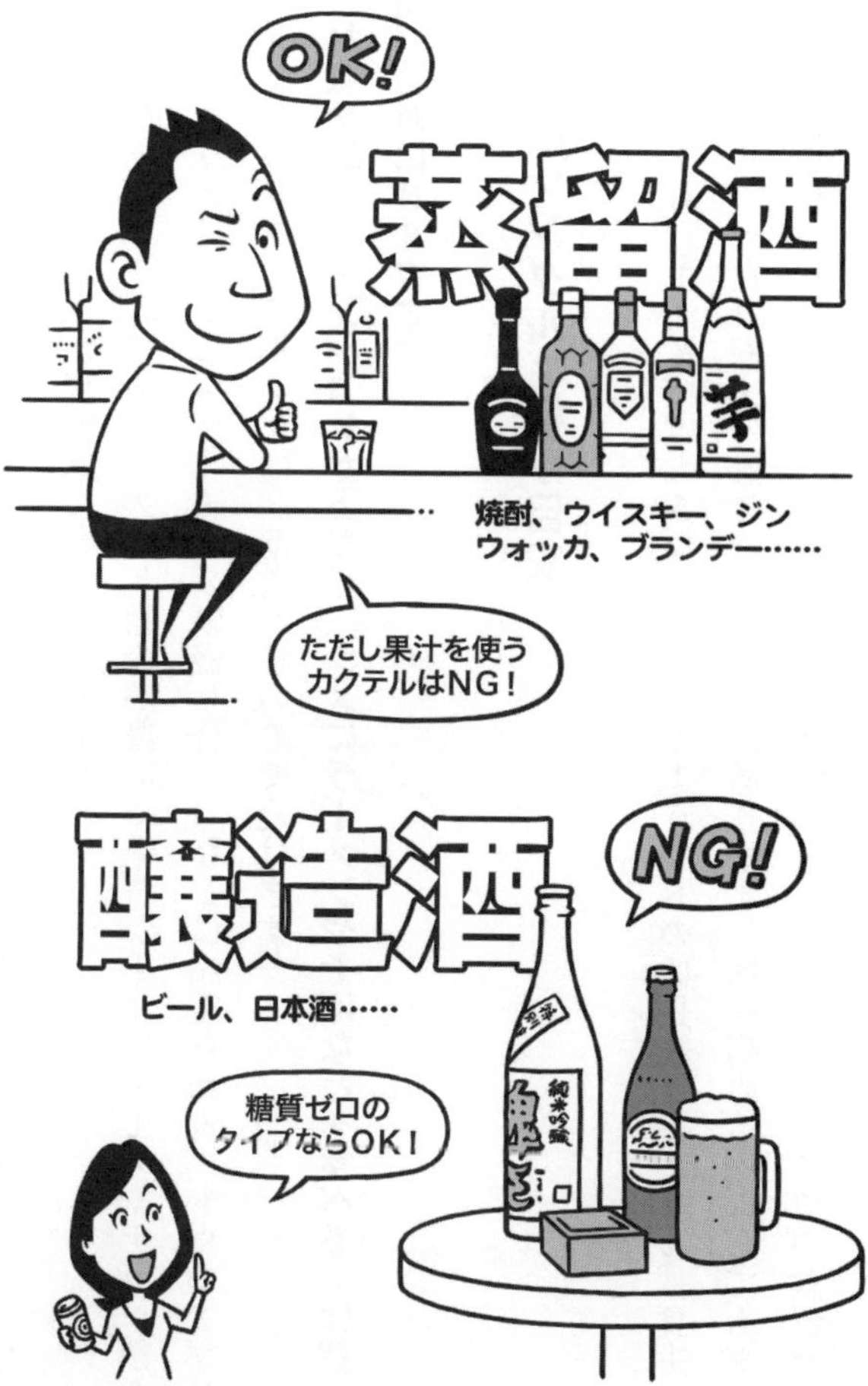
OK!
蒸留酒
焼酎、ウイスキー、ジン
ウォッカ、ブランデー……
ただし果汁を使う
カクテルはNG！
醸造酒
NG!
ビール、日本酒……
糖質ゼロの
タイプならOK！

蒸留酒は○、醸造酒は×

います。焼酎を割るなら、水かウーロン茶のように糖質を含まない飲み物で。ウイスキーやウォッカも水か炭酸水で割ってください。

お酒のつまみには、タンパク質と脂質が豊富で糖質が少ないチーズやナッツ類を組み合わせると良いでしょう。チーズの盛り合わせなどに添えられるブドウやアプリコットなどのドライフルーツは、糖質が多いので避けます。

お酒を飲んでテンションが上がり、シメにラーメンやそばなどを食べるのは言語道断。絶対にＮＧです。

◇お酒はシングル２杯が目安

何にしても、生活習慣に大きな変更を迫るようなものは長続きしません。食生活がまさにそうで、食事療法の難しさはその点にあります。糖尿病の治療にしてもダイエットにしても、糖質を2、3日制限するだけでは意味がなく、これまでの食習慣を変えて糖質制限食を続けてこそ目に見える成果が出ます。

主食を抜くだけでも食習慣は大きく変わりますが、これまでの糖尿病の食事療法やダイエットでは飲酒も禁じるのが普通でした。

飲酒をしない人はともかく、食事と一緒にお酒を嗜《たしな》むことが長年の習慣になっている人にとって、禁酒は高いハードルです。実際、糖尿病の食事療法では、禁酒が守れないばかりに、挫折してしまう方が少なくないのです。

糖質制限食では、蒸留酒を中心にお酒が飲めますから、この点ではこれまでのダイエット法よりも続けやすいと思います。私自身もお酒が好きなので、糖質制限食を始めてもやめていません。ビールや日本酒で晩酌していた人は、糖質を含まない焼酎やウイスキーにすれば、禁酒をしなくても済みます。

とはいえ、いくら飲んでも良いと言っているわけではありません。アルコールの飲み過ぎは肝臓などの内臓の負担となります。厚生労働省では、純アルコール換算で1日20gまでを適量としています。米国では24gまでです。

焼酎やウイスキーならシングルで2杯が目安となります。醸造酒でも、糖質が少ない辛口赤ワインならグラス2杯、糖質ゼロの発泡酒なら350㎖缶2本です。

糖質制限食十箇条

以上の糖質制限食の基本ルールは、次のように十箇条にまとめられます。おさらいをかねて目を通してください。

1. 魚介類、肉類、大豆食品（納豆、豆腐）、チーズなど、良質のタンパク質と脂質が主成分の食品をしっかり食べる。
2. 糖質を控える。とくに白いパン、白米、麺類、菓子、白砂糖のように精製された炭水化物は極力摂らない。
3. やむを得ず主食を摂るときは、玄米や雑穀、全粒粉小麦でつくったパンといった未精製の穀物を少量が望ましい。
4. 飲み物は牛乳、果物ジュースを避ける。成分未調整の豆乳、カロリーのないミネラルウォーター、番茶、麦茶、ほうじ茶などを飲む。

5 糖質含有量の少ない野菜、海藻類、キノコ類は適量を食べる。果物の摂取は少量に留める。

6 オリーブオイル、魚の油（EPA、DHA）は積極的に摂る。リノール酸の多い紅花油やコーン油、ごま油などは減らすように心がける。

7 マヨネーズやバターは摂っても良い。ただし、マヨネーズは糖質が入っていないタイプを選ぶ。

8 お酒については、蒸留酒（焼酎、ウイスキー、ブランデーなど）は飲んでも良い。醸造酒（ビール、日本酒、白ワインなど）は控える。

9 間食やお酒の肴などには、チーズやナッツ類を適量摂る。菓子類やドライフルーツは避ける。

10 できる限り、化学合成添加物が含まれていない安全な食品を選ぶ。

前述の通り、巻末に食品ごとの糖質含有量のリストを載せています。食品を選ぶときは、このリストを参照してください。糖質制限食をしばらく続けると、糖質の多い食品を自然に覚えるので、いちいちリストを参照しなくても良くなると思います。

糖質制限食は3タイプから選ぶ

糖質制限食には、「スーパー糖質制限食」「スタンダード糖質制限食」「プチ糖質制限食」という3つのタイプがあります。

それぞれの内容について、順番に解説していきましょう。

まずはスーパー糖質制限食から。これはもっともダイエット効果の高い方法です。私自身も実践しています。

スーパー糖質制限食では、朝昼夜の1日3食すべてで糖質を制限します。主食を抜いて、糖質の多いイモ類や菓子などを控えます。

「はじめに」で触れたように、糖質制限食はもともと糖尿病の治療のために開発されたメソッドです。そのなかでもスーパー糖質制限食は、血糖値のコントロールが必要な糖尿病患者さんに対してもっとも治療効果が高い方法です。

3タイプのなかではいちばんハードルが高い方法ですが、ダイエットの場合でも、最初のうちはこのスーパー糖質制限食を実践してください。

太っている人はカラダに蓄えた体脂肪を消費する回路が錆《さ》びついて、エネルギー源として体脂肪を使いにくい体質になっています。体脂肪を使いやすい体質にスイッチするには、スーパー糖質制限食が最適なのです。

日本人が1日に摂るべき摂取カロリーは2000kcal前後ですが、糖尿病の治療では1日の総摂取カロリーを1600～1800kcal前後にします。この場合、1日の総摂取カロリーに占める脂質、タンパク質、糖質のおおよその割合は、脂質56％、タンパク質32％、糖質12％となります。**野菜などにも糖質が含まれていますから、スーパー糖質制限食でも総摂取カロリーの12％程度は糖質を摂ることになるのです。**

◇スーパーからスタンダード、プチへ

次に挙げる**スタンダード糖質制限食は、1日3食のうち1回だけ主食を摂り、あとの2回は糖質を制限します。主食を摂るのは朝食か昼食。夕飯で主食を摂るのはやめましょう。**

夕飯後、うちでテレビを観たり本を読んだりして静かに過ごしていると、エネルギーはほとんど必要ありません。睡眠中のエネルギー消費はさらに下がり、体内でもっとも活発に糖質を消費する脳も休息しています。寝るだけですから、主食から摂った糖質が使われずに余りやすくなります。

朝食や昼食のあとは、カラダも脳もエネルギーを使いますから、摂った糖質もある程度消費されます。朝食は自宅で済ませる場合が多いので糖質制限もしやすいのですが、仕事をしていると昼食は同僚などと一緒に外で摂るケースが多いと思います。外食では糖質制限しにくいケースもあるので、ビジネスパーソンは昼食時にもっとも主食を摂りがちになるかもしれません。

前述の十箇条の❷に挙げたように、主食でも白いパン、白米、麺類のように精製された糖質は避けけます。精製された糖質は食物繊維が少なくて、体内に吸収されやすく、体脂肪になりやすいのです。代わりに、食物繊維が多い玄米や雑穀、全粒粉小麦でつくったパンといった未精製の穀物を適量摂ります。

最後の**プチ糖質制限食は、1日のうち1回だけ主食などの糖質を制限するもっともハードルの低い方法です。**

糖質を制限するならスタンダードと同じ理由で、夕飯がベスト。残りの2回も、主食では白いパン、白米、麺類を避け、玄米や全粒粉小麦でつくったパンといった未精製の穀物を適量摂ります。

プチ糖質制限食だと、糖尿病の患者さんへの治療効果は落ちます。1日2回糖質を多めに摂ると、1日3食の食後のうち2回も血糖値が高い状態が続くからです。

プチ糖質制限食はダイエット効果も限られています。**スーパー糖質制限食を実践して目標とする体重に達したら、体脂肪を燃やしやすい体質と体重を維持するために、スタンダード糖質制限食かプチ糖質制限食を実践すると良いでしょう。**

スーパー糖質制限食

1日3食すべてで糖質を制限

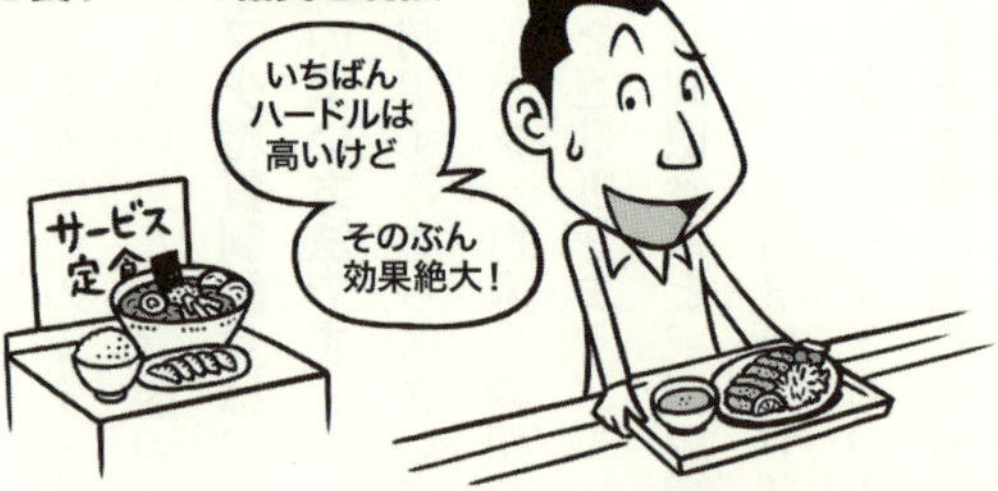
いちばん
ハードルは
高いけど
そのぶん
効果絶大！
サービス
定食

スタンダード糖質制限食

3食のうち2回は糖質を制限

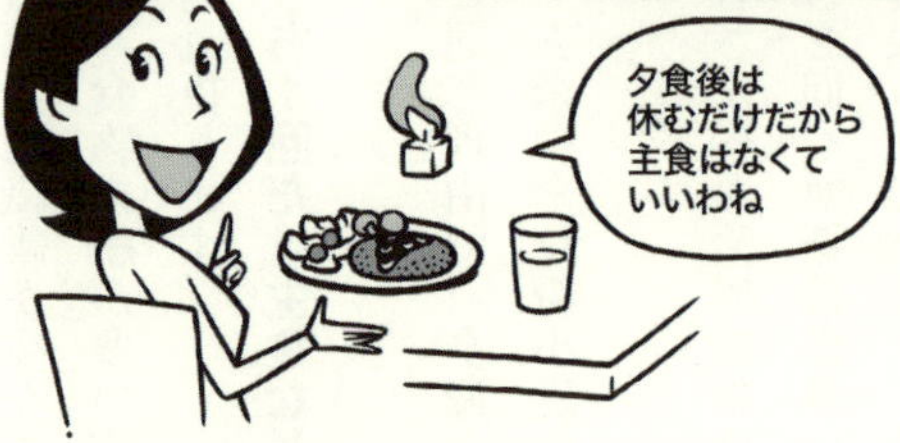
夕食後は
休むだけだから
主食はなくて
いいわね

プチ糖質制限食

1日1食だけ糖質を制限

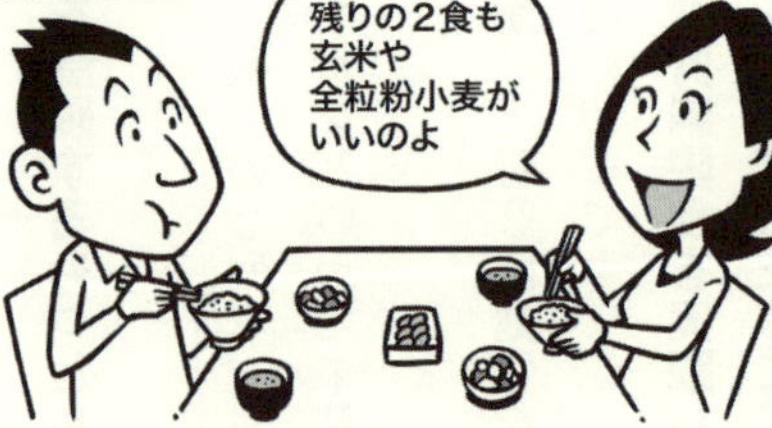
残りの2食も
玄米や
全粒粉小麦が
いいのよ

◇異常な大食漢の人はカロリー制限を併用

スーパー糖質制限食を実施すると、お腹いっぱい食べても、8割から9割の人は初めの1週間で体重が2〜3kg落ちます。

残りの1割から2割の人は、体重が思ったように落ちないケースがあります。その場合は、カロリーコントロールが求められます。

カロリーコントロールが必要な人は、2つのタイプに分けられます。

1つは異常な大食漢タイプ。ステーキを一度に400gも食べたり、ファミリーサイズのヨーグルトを一人でペロリと食べたりするタイプです。

この方々は、日本人が1日に摂るべき摂取カロリーを1000kcalほどオーバーする3000kcal近く摂っています。するといくら糖質を制限しても、差し引き1000kcalオーバーした分は贅肉《ぜいにく》としてついていきます。

私の経験からすると、大食漢は食べ過ぎているという自覚がないケースが過半数を占めています。家族中が同じような大食いだとしたら、それが自然な食生活だと思ってしまうのです。

大食漢は、1日3食すべての糖質を制限しながら、常識的な範囲内でカロリーを摂るようにしてください。

ステーキは食べても良いですが、150〜200gくらいの一般的なサイズにしましょう。食べ過ぎているカロリーを通常レベルに抑えるだけなので、カロリー制限ではなくカロリーの正常化ですね。

大食漢タイプの男性は1日1600〜2000kcal、女性なら1200〜1600kcalを目安にしてください。

◇倹約遺伝子の持ち主は軽くカロリー制限を

カロリーコントロールが必要になるもう1つのタイプは、「エネルギー倹約遺伝子」の持ち主です。

エネルギー倹約遺伝子とは、消費カロリーを抑えて体脂肪をためる働きを持つ遺伝子です。この遺伝子の持ち主は、そうでない人と比べて基礎代謝量が1日200〜300kcalも少なくなります。

基礎代謝量とは、じっと横になっているときでも体内で消費されているエネルギー代謝量のこと。1日の総消費カロリーの70%を占めていますから、基礎代謝量が低いと消費カロリーが低く、痩せにくくなります。

消費カロリーが少ないと、他の人と同じだけ食べても太りやすくなります。このため、エネルギー倹約遺伝子は「肥満遺伝子」というありがたくない別名もあるほどです。

人類はアフリカ大陸で誕生して以来、ずっと飢餓の恐怖と闘ってきました。消費カロリーを倹約すると、余ったカロリーは体脂肪として蓄えられます。この体脂肪こそがいざというときに備えたエネルギーの備蓄タンクになってくれたので、食糧が手に入らないときでも人類は飢えずに済んだのです。

このように本来は善玉だった倹約遺伝子ですが、飽食の時代になると肥満の要素となります。

倹約遺伝子を持つ人は、そうでない人よりも200〜300kcalほど多いカロリー制限が求められます。

先日、私の病院に入院された糖尿病の女性の患者さんが、このタイプでした。その方は身長150cm、体重はおよそ90kg。総摂取カロリーを1200kcalに制限し、1日3食糖質を摂らないスーパー糖質制限食を続けてもらいましたが、1か月で2〜3kgしか痩せませんでした。

そこで通常より200kcal減らし、1日の総摂取カロリーを1000kcalにしてもらったところ、それからは順調に痩せていきました。

倹約遺伝子を持っているか、持っていないかは、糖質制限食をスタートして最初の1週間でわかります。この間に体重が減らなかったら、それまでの食事から1日200〜300kcal程度減らしてください。

300kcal減らすといっても、3食で100kcalずつ減らすだけ。植物油は大さじ1杯で110kcalもありますから、油ものを多少控えるように意識するだけでも良いと思います。

世界が認めた糖質制限食の効果

糖質制限食の効果は、世界的にも認められてきています。

欧米では糖尿病の食事療法の1つとして、糖質の摂取を管理する「糖質管理食」が定着しています。これは英語で「カーボハイドレイト・カウンティング」といいます。カーボハイドレイトとは炭水化物のこと。それに対して糖質制限食は「カーボハイドレイト・リストリクション」と呼ばれます。リストリクションとは「制限」という意味です。

2007年、アメリカの権威ある医学専門誌『JAMA』(米国医師会雑誌)に、興味深い研究論文が発表されました。

この研究では、311人の女性を4つのグループに分けてそれぞれ異なるダイエット法を実践してもらい、1年間にわたって追跡調査を行って体重にどのような変化が出たかをリサーチしました。

対象となったのは、①アトキンス、②ゾーン、③ラーン、④オーニッシュというアメリカでポピュラーな4つのダイエット法です。

①のアトキンスは、ロバート・アトキンス博士が考案したもので、糖質の摂取を抑える低糖質食ダイエット。「低炭水化物ダイエット」とも呼ばれており、日本でも知られています。低糖質という意味では高雄病院のスーパー糖質制限食と同じです。

アトキンスはダイエットから出発しているのに対して、糖質制限食は糖尿病の治療のためにスタートしたという相違点はありますが、両者の中身はほとんど変わらないと思っていただいて結構です。

ただし、アトキンスでは「なぜ低糖質食で痩せるのか」という生理的なメカニズムはきちんと説明されていませんが、糖質制限食では次章で詳しく解説するように痩せる仕組みを解明しています。

②のゾーンは、1日の総摂取カロリーに占める3大栄養素の割合を、脂質30%、タンパク質40%、炭水化物30%に設定するメソッド。生化学者のバリー・シアーズ博士が考案したダイエット法で、一時はハリウッドのセレブリティたちにも人気があった

そうです。

③のラーン（LEARN）は「Lifestyle,Exercise,Attitudes,Relationships,Nutrition」の頭文字をとったもの。ダイエットのみならず、運動から対人関係に至るまで生活習慣全般でトータルなケアを行いますが、食事に関しては低脂肪、高炭水化物です。

④のオーニッシュは、心臓病の専門家であるディーン・オーニッシュ博士が提唱する菜食主義風ダイエット。1日の総摂取カロリーに占める3大栄養素の割合を脂質10%、タンパク質20%、炭水化物70%とする低脂肪、高炭水化物の減量法です。この他、肉類や魚介類は禁止で、一部の乳製品と卵白は摂って良いことになっています。玄米や全粒粉小麦のパンを主食として、野菜と果物が中心の食生活を推奨していますから、日本の伝統的な玄米菜食に近い食事法です。

4種のメソッドのなかで糖質がもっとも少ないのが①アトキンス、反対に糖質がもっとも多いのが④オーニッシュです。

そして1年後の減量効果がいちばん高かったのは、糖質制限食と同じ①アトキンスで平均4・7kg減少。続いて③ラーン平均2・6kg減、④オーニッシュ平均2・2kg

減、②ゾーン平均1・6kg減という結果に終わりました。

減量面では糖質制限食の圧勝ですが、さらに同じく『JAMA』に掲載された別の論文では「健康面にもプラスの効果」が見られるとしています。

糖質制限食では中性脂肪値の減少、LDLコレステロール値の改善、HDLコレステロール値の増加が報告されており、糖質制限食で心臓病のリスクが下がる可能性が示唆されています。この点は、私が理事長を務めている高雄病院の臨床データと一致します。

このように血液中のコレステロールには、「LDLコレステロール」と「HDLコレステロール」があります。肝臓から組織へ必要なコレステロールを運ぶのがLDLで、余ったコレステロールを組織から肝臓へ戻すのがHDLです。

LDLが多いと心筋梗塞《こうそく》のリスクとされ、HDLが多いと心筋梗塞やがんのリスクが減ることから、LDLコレステロールを「悪玉コレステロール」、HDLコレステロールを「善玉コレステロール」と呼ぶことがあります。

しかし、HDLが善玉というのは良いとして、LDLが悪玉というのは正しくありません。コレステロールは、細胞膜や男性・女性ホルモンなどの原料としてわれわれのカラダに必要不可欠なもので、少な過ぎると問題なのです。

避けたいのは、LDLとHDLのアンバランス。血液100㎖当たり、LDLコレステロール140㎎未満、HDL40㎎以上であれば大丈夫です（日本動脈硬化学会の「脂質異常症」のガイドラインによる）。

◇健康面でもプラスの効果がある

さらに2008年には、『ニューイングランド・ジャーナル・オブ・メディシン（NEJM）』に、322人のイスラエル人を2年間にわたり追跡した疫学的研究結果が報告されています。『NEJM』は、アメリカのマサチューセッツ内科外科学会によって発行されており、創刊からおよそ200年を迎える世界有数の権威を誇る老舗医学雑誌です。

先ほどの『JAMA』に載った論文では対象者は女性でしたが、こちらは被験者の

86%が男性でした。

この研究では、対象者を3つのグループに分けて、①低脂肪、②地中海式、③アトキンスという3つのダイエット法を実践してもらいました。

①の低脂肪ではカロリー制限をして脂肪摂取を抑えました。②の地中海式はカロリー制限をしてオリーブオイルの摂取量を増やすというもの。③のアトキンスではカロリー制限を行わず、糖質制限のみを行いました。

2年後の各グループの平均体重減少量は、①低脂肪2・9kg、②地中海式4・4kg、③アトキンス4・7kgとなり、ここでも糖質制限食の優れたダイエット効果が実証されました。また、糖質制限食ではHDLコレステロールの増加が見受けられたことも同時に報告されています。

ここで紹介した2つの研究の結果は、長期間にわたり、数百人に対するダイエット効果を検証したもので、信頼性は極めて高いと言えます。これらの報告から、ダイエットで大切なのはカロリー制限でも低脂肪食でもなく、アトキンス食や糖質制限食のような低糖質食だということがわかっていただけると思います。

第2章

満腹ダイエットで痩せるメカニズム

「肥満ホルモン」が出ない

糖質制限食のアウトラインを理解していただいたところで、この章では、なぜ糖質制限食で大きなダイエット効果が得られるのかを詳しく解説します。

糖質制限食には、次の4つのダイエット効果があります。

①肥満ホルモン(インスリン)が出ない。
②体脂肪が体内でつねに燃える。
③尿と呼気でカロリーが排出される。
④肝臓でカロリーが消費される。

では、順番に見ていくことにしましょう。

私が「肥満ホルモン」と呼んでいるインスリンは、すい臓から分泌されるホルモンです。すい臓には「ランゲルハンス島」と呼ばれる細胞の固まりがあり、そのうちの「β《ベータ》細胞」がインスリンを分泌します。

インスリンは24時間休みなく、少量ずつ分泌されています。これを「基礎分泌」と呼びますが、あるきっかけがあると、基礎分泌の何十倍ものインスリンが一度に追加分泌されます。そのきっかけとは血糖値の上昇です。

血糖とは血液中のブドウ糖（グルコース）のことで、1dℓ《デシリットル》（100cc）当たりのブドウ糖量を血糖値といいます。健康な人は、空腹時の血糖値が70〜109㎎／dℓ前後に保たれています。

血糖はカラダの基本的なエネルギー源の1つです。脳、筋肉、心臓、そして血液中で酸素を運んでいる赤血球にいたるまで、全身の細胞が利用しています。

主食などの糖質をたくさん含む食事をすると、糖質が消化吸収されてブドウ糖になり、血糖値が急上昇します。

糖質には穀物やイモ類のでんぷん、果物などに含まれる果糖やブドウ糖、菓子類や清涼飲料水に入っているショ糖（砂糖）、牛乳・乳製品に含まれる乳糖などがありますが、体内ですべてブドウ糖に分解・吸収されて血糖値を上昇させます。厳密にいうと果糖だけは代謝経路が異なりますが、ここでは脇においておきます。

主食のように糖質が多い食事をすると、健康な人でも空腹時は70～109㎎／dℓだった血糖値が120～170㎎／dℓくらいまで跳ね上がります。これを平常値まで下げるために、インスリンが即座に分泌されるのです。

マジシャンが箱のなかの美女を消すように、インスリンは血糖を消してしまう魔力を持っているわけではありません。インスリンは筋肉、脂肪組織などの細胞に働きかけ、血糖を内部に取り込ませて血糖値を下げるのです。

取り込まれたブドウ糖は筋肉や肝臓ではグリコーゲンというかたちで貯蔵されますが、筋肉や肝臓が貯蔵できるグリコーゲンには限りがあります。リミットは筋肉で200～300g、肝臓で50～80gです。

筋肉や肝臓のグリコーゲンのタンクが満たされたあと、余剰のブドウ糖は体脂肪として脂肪組織に蓄積されます。

つまり血糖値が上がり、インスリンが分泌されるたびに、体内には体脂肪がどんど

ん蓄積されることになります。肥満とは単純に体重が増えることではなく、体内に過剰な体脂肪がたまった状態。ゆえに私は、インスリンを「肥満ホルモン」と呼んでいるのです。

糖質制限食では主食から大量の糖質を摂らないので、食後の急激な血糖値の上昇が生じません。インスリンの追加分泌もほとんど起こらないので、食事から摂ったカロリーは体脂肪にならないのです。

◇血糖値を上げるのは糖質だけ

糖質をたくさん摂れば摂るほど食後、血糖値は上がり、インスリンもそれだけ大量に分泌されて肥満を招きます。**肥満ホルモンであるインスリンの追加分泌を抑えるためには、糖質制限食を実施するしか道はないのです。**

お医者さんでも誤解している方がいますが、カロリーとインスリンの分泌には関係がありません。高カロリーの食事をしても、糖質が入っていなければ、血糖値の上昇もインスリンの追加分泌も起こらないのです。

血糖値を上げるのは糖質のみ。糖質は食後数分～120分でほとんどすべてが血糖に変わり、血糖値を上昇させます。

タンパク質と脂質は血糖値を上昇させません。米国糖尿病協会（ADA）のガイダンス『Life with Diabetes（糖尿病と生きる）』も1997年版では「タンパク質の50％、脂質10％未満が血糖に変わる」としていましたが、改訂された2004年版ではこの記述は削除されています。

1枚300gのわらじのようなサイズのサーロインステーキは1500㎉ほどもありますが、牛肉には糖質がほとんど含まれていないので（100g当たり0・3g）、血糖値は上がりません。

それに対して普通盛りのご飯（145g）は1杯244㎉、もりそばは1枚（300g）で400㎉ほどですが、ご飯は約53g、そばは約72gの糖質を含むので、血糖値が上がり、インスリンが追加分泌されます。**何度も繰り返すように、大事なのはカロリーではなく糖質の含有量です。**

肥満ホルモンというとインスリンは悪玉のように感じられますが、インスリンはカラダにとって必要不可欠な物質です。

血糖値が上がるとインスリンが分泌されるのは、血糖値が高い状態が続くとカラダにとって不都合だからです。糖尿病とは、インスリンの分泌量が少なかったり、分泌されても血糖値を下げる働きが弱かったりして高血糖が続き、そのストレスでカラダ、とくに血管が深刻なダメージを負う病気なのです。

高血糖がどんなにカラダに悪く、糖質制限食がいかにカラダに良いかについては、第6章であらためて解説します。

◇体脂肪が体内でつねに燃える

インスリンの肥満効果は、まだあります。

血糖値が上がってインスリンが分泌されるまで、カラダはつねに体脂肪を分解してエネルギーとして代謝しています。

食べてカロリーになり、カラダがエネルギー源として利用できるのは、脂質、タンパク質、糖質の3大栄養素です。

タンパク質はカラダをつくる基質（材料）としての役割の方がはるかに重要で、日常的にエネルギー源となるのは脂質と糖質です。このうち本来のカラダのメインのエネルギー源は脂質。脂肪細胞に蓄えた体脂肪が分解されて消費されています。

ところがインスリンは脂肪細胞に作用して、体脂肪の分解をストップさせます。脂肪細胞に蓄えた中性脂肪は、「ホルモン感受性リパーゼ」という酵素の働きで分解されますが、インスリンはこの酵素の活性を低下させるのです。

糖質を摂取して血糖値が上昇してインスリンが追加分泌されると、体脂肪の分解は抑制されて、余った血糖は中性脂肪に変わります。

このようにインスリンは体脂肪の蓄積を促すと同時に、体脂肪の分解を抑制することで肥満を進めてしまうのです。

糖質制限食ではインスリンの追加分泌が少ないので、食事中でも空腹時と同じように体脂肪が分解されてエネルギー源となります。

カラダは脂質と糖質をエネルギーにしていますが、3食ともに主食から糖質を摂る生活を続けていると、インスリンの作用で糖質をより積極的に使うようになります。その半面、体脂肪を使う回路がうまく働かなくなります。

糖質制限食に切り替えると体脂肪の利用が促進されるので、体脂肪を代謝する回路がスムーズに働くようになり、無駄な体脂肪が面白いように落ちていきます。この嬉しい変化は、1週間ほどすると体重減少というかたちで実感できます。

◇体脂肪こそメインのエネルギー源

人体にとって重要なのは、エネルギー源として脂質を使うことです。

その根拠をいくつか挙げてみましょう。

まず、脂質はコンパクトで効率良くエネルギーを蓄えるのに適しています。

脂質は1g当たり9㎉で、糖質とタンパク質は1g当たり4㎉ですから、同じ重さで比べると2倍以上もエネルギーがためられます。

そのうえ体脂肪は、カラダに何キロでも蓄えておけます。

体重に体脂肪が占める割合を体脂肪率と呼びますが、男性では20％前後、女性では30％前後の人が多いようです。体重70kgの男性なら14kg、体重55kgの女性なら16・5kgの体脂肪が蓄積していることになります。

純粋な脂質は1g当たり9kcalですが、体脂肪は脂質以外に細胞の成分などを含んでいるので、その分を差し引いて一般的に1g当たり7・2kcalで計算します。すると14kg分の体脂肪は約10万kcal、16・5kgの体脂肪は約12万kcalの熱量を蓄えている計算になります。男性が1日に必要とするカロリーを1日2000kcal、女性は1800kcalとすると、男性は体脂肪のカロリーだけを使って50日、女性は66日も生きられることになります。

では、糖質はどうでしょうか。

空腹時の血糖値が100mg／dℓで、血液が5ℓだとすると、血糖は全部で5gほど。カロリーにして20kcal分です。

すでに触れたようにブドウ糖はグリコーゲンとして250gほど筋肉と肝臓に蓄え

られていますが、合わせても1000kcal前後。これでは成人が1日に必要とするカロリーにも足りませんし、体重70kgの人が15kmほどランニングすると、きれいさっぱりと消費されてしまいます。15kmというと時速10kmのペースで90分です。

50日生き続けられるエネルギーをためている脂質と、90分でなくなるエネルギーしかためられない糖質。両者を比較すると、どう考えても人体は糖質をメインのエネルギーにするようにはつくられていないのです。

カロリーが尿と呼気で排出される

糖質制限食にすると、余ったカロリーが尿と呼気で体外へ排出されるようになります。その理由を順番に説明しましょう。

糖質制限食にすると、誰でも体脂肪がメインのエネルギー源となります。体脂肪がエネルギー源として利用される際は、「脂肪酸」と「グリセロール」に分解されます。

そして、血中に出た脂肪酸は「遊離《ゆうり》脂肪酸」と呼ばれます。

これまで「カラダのメインのエネルギー源は脂質」と繰り返してきましたが、正確に言うと、この遊離脂肪酸がメインのエネルギー源となるのです。

糖質制限食を続けると体脂肪が分解され、遊離脂肪酸が増えていきます。すると肝臓で、この遊離脂肪酸から「ケトン体」という物質が合成されます。ケトン体は、カラダの細胞にとって非常に利用しやすいエネルギー源となるものです。

体脂肪の分解が進んで、遊離脂肪酸が増えてくると、ケトン体の合成量も増えてきます。

糖質制限をしていない人でもケトン体の合成は日常的に行われており、一定の濃度で血中に含まれています。基準値は26～122μM《マイクロモルリットル》/ℓくらいです。

これに対して糖質制限食を始めると、ケトン体の濃度は急激に上昇します。3食とも主食などの糖質を制限するスーパー糖質制限食にすると、脂肪分解が活発になり一般人の数十倍である1000～3000μM/ℓにまで上がります。

ケトン体が増えてくると、体内でそのすべてを使うことが難しくなります。しかし、

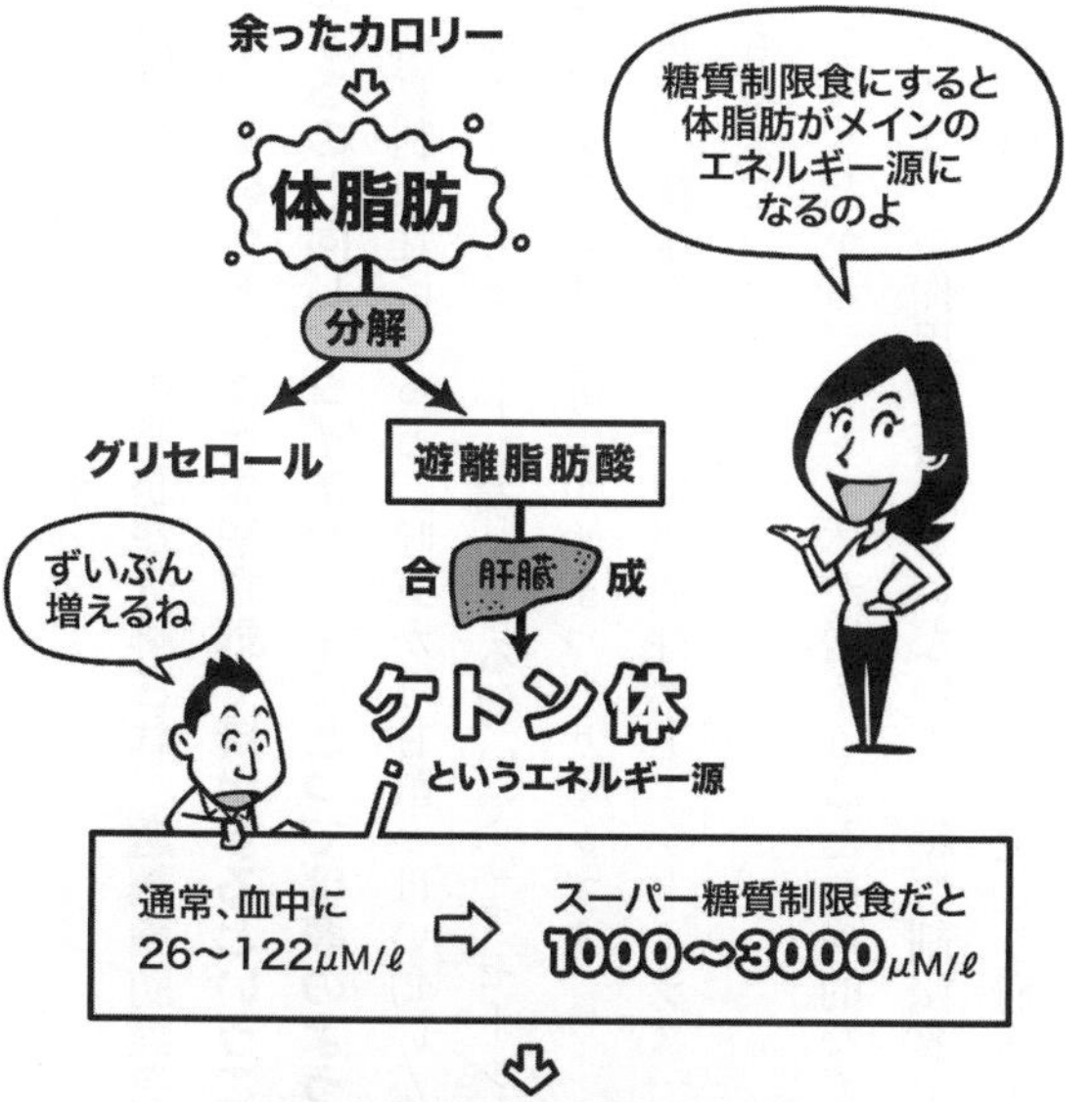
余ったカロリー
体脂肪
分解
グリセロール
遊離脂肪酸
合
肝臓
成
ケトン体
というエネルギー源
糖質制限食にすると
体脂肪がメインの
エネルギー源に
なるのよ
ずいぶん
増えるね
通常、血中に
26〜122μM/ℓ
スーパー糖質制限食だと
1000〜3000μM/ℓ
使い切れなかったケトン体は
尿や呼気で体外に排出される
つまり
糖質制限食では無駄なカロリーは
ケトン体になって体外へ出ていく
でしょ
まるで
夢のような
話だ……
ケトン
ケトン

体内で余ったカロリーはケトン体となりカラダから排出される

余ったケトン体は遊離脂肪酸に戻ったり、ましてや体脂肪に戻ったりはしません。尿や呼気で体外に排出されるのです。

糖質制限食中は体脂肪が分解され、遊離脂肪酸を介して最終的にケトン体に変わります。そのケトン体を尿や呼気で排出するということは、余ったカロリーを体外へ排出するのと同じ。ダイエッターにとっては夢のような話です。

糖質制限食にすると、呼気から甘酸っぱい匂いがすることがあります。これはケトン体のうちのアセトンが発する匂いで、「アセトン臭」といいます。アセトン臭がしたら、ケトン体の排出が始まったサインです。

重症の糖尿病には「糖尿病性ケトアシドーシス」という病気があり、血中のケトン体も増えていきます。

このことから、ケトン体が増えることを病的なものだと勘違いする方もいますが、インスリンの作用が落ちていない方の糖質制限食で生じる生理的ケトン体と、インスリンの作用が欠落した重症の糖尿病で生じる病的ケトン体はまるで意味合いが違いますので、安心してください。

◇ケトン体は脳のエネルギー源にもなる

スーパー糖質制限食を続けていると、始めて3か月くらいでケトン体の値も落ち着いてきます。

私自身、始めた当初は2000〜3000μM／ℓほどありましたが、現在では400〜1000μM／ℓくらいに落ち着いています。これは産生されたケトン体をカラダがどんどん活発に有効活用できるようになったからです。ケトン体特有の甘酸っぱい匂いも、徐々に気にならなくなります。

ケトン体をとくに使う組織には、心臓をつくる心筋、骨格筋、腎臓、そして脳があります。

医師などの専門家でもいまだに「脳はブドウ糖しか利用できない」と白昼堂々とおっしゃいますが、それは明らかな間違い。医学の教科書として世界的に信頼されている『ハーパー・生化学』にも「脳はそのエネルギー必要量の約20％をケトン体でまかなうことができる」と書かれています。

遊離脂肪酸はカラダの主要なエネルギー源なのですが、脳は遊離脂肪酸を直接利用することができません。脳細胞に血液を送る毛細血管には、有害なものをシャットアウトする関所（血液脳関門）があり、遊離脂肪酸の大きさではこの関所を通過できないのです。しかし、遊離脂肪酸から合成されたケトン体は小さく無事に通れるので、晴れて脳のエネルギー源となるわけです。

どうしていまだに「脳は糖質しか利用できない」という主張がメディアなどで繰り返されているのか、私には理解に苦しむところです。

インスリンは常時少量ずつ基礎分泌されていますが、血糖値が急激に上がると追加分泌が起こります。インスリンの追加分泌には、血糖をエネルギー源として細胞内に取り込ませる「糖輸送担体」（ＧＬＵＴ＝グルット、Glucose transporter）のスイッチを入れる働きがあります。安静時の筋肉や心臓などの細胞では「ＧＬＵＴ４」という糖輸送担体が細胞の内部にあり表面に出ていないので、インスリンの追加分泌というサインがないと血糖がほとんど取り込めません。

それに対して脳細胞では「ＧＬＵＴ１」という糖輸送担体が細胞の表面にいつも出

て待機しているので、インスリンの分泌に関係なく血糖がいつでも取り込めます。ゆえに糖質制限食でインスリンの追加分泌が起こらなくても、脳細胞が困ることは何もないのです。

肝臓でカロリーが消費される

糖質制限食は糖質の摂取を制限し、血糖値を大きく上げない食事法ですが、だからといって、私は血糖の重要性を軽視しているわけではありません。

脳はブドウ糖だけでなくケトン体をいくらでも利用できますが、ブドウ糖が大事なエネルギー源であることは間違いのない事実です。

さらに赤血球にとってはブドウ糖が正真正銘、唯一のエネルギー源です。赤血球には「ミトコンドリア」という細胞内の器官がなく、脂肪酸やケトン体を利用できないので、ブドウ糖に頼るより他にないのです。ミトコンドリアは細胞内でもっとも効率

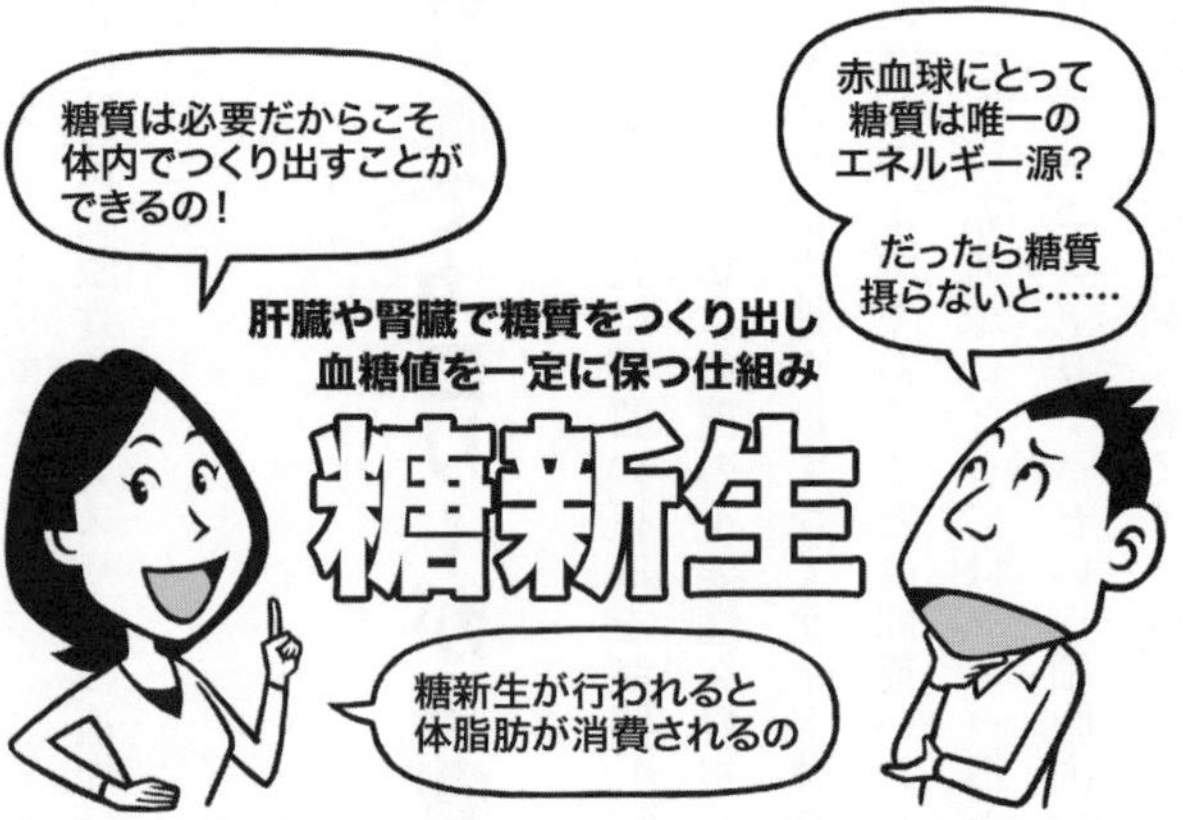

赤血球にとって
糖質は唯一の
エネルギー源？
だったら糖質
摂らないと……
糖質は必要だからこそ
体内でつくり出すことが
できるの！
肝臓や腎臓で糖質をつくり出し
血糖値を一定に保つ仕組み
糖新生
糖新生が行われると
体脂肪が消費されるの

「糖新生」で体脂肪を消費することでダイエット効果に

的にエネルギーを生み出す器官で、1個の細胞に数十から数千個含まれています。ブドウ糖は細胞質でもミトコンドリアでもエネルギーになりますが、脂肪酸とケトン体はミトコンドリアでしかエネルギーになりません。

血糖値が100㎎／㎗だと、血糖は全身トータルで5gほど。それに対して1時間当たり脳は最大4g、赤血球は約2gの血糖を消費すると言われています。「やっぱり糖質を摂らないとダメじゃないか！」と早合点しないでください。

ブドウ糖は絶対に必要だからこそ、外から摂取しなくても体内でブドウ糖をつ

くり出し、血糖値を一定に保つ仕組みをカラダは備えています。これを「糖新生《とうしんせい》」といいます。糖新生は肝臓、一部は腎臓でも日常的に行われています。

ブドウ糖は、グリコーゲンというかたちで肝臓と筋肉に蓄えられています。グリコーゲンはブドウ糖に分解されて利用されますが、このグリコーゲンによらないブドウ糖の合成を糖新生と呼びます。

糖質制限食を続けると、糖新生が活発になります。糖新生はブドウ糖という大事なエネルギー源をつくり出すプロセスですが、その過程でもカロリーを消費します。運動をしなくても、糖質制限食では肝臓や腎臓で多くのカロリーが使われるのですから、ダイエットには非常に有利です。

糖新生のサイクルを回す原動力は脂肪酸がつくっていますから（ブドウ糖を生み出すのにブドウ糖を使うようなバカな真似はしません）、無駄な体脂肪がどんどん消費されるのです。

ところが、糖質を摂取すると糖新生はたちまちストップします。血糖値が上がると、分泌されるインスリンには糖新生を阻害する働きがあるからです。

インスリンの役割は血糖値を下げることですから、血糖を新たに生み出す糖新生をブロックします。すると、肝臓や腎臓でのカロリー消費も期待できなくなります。

◇「糖新生」で脂肪を燃焼する

筋肉のタンパク質は、その機能を正常に保つためにつねに分解と合成を繰り返しています。筋肉などカラダを構成しているタンパク質は、最大20種類のアミノ酸で構成されていますが、分解された一部のアミノ酸が肝臓まで運ばれて、肝細胞でブドウ糖として生まれ変わるのです。

アミノ酸の他に糖新生の材料となるものに「グリセロール」と「乳酸」があります。グリセロールは、脂肪細胞に蓄えられた中性脂肪が分解されて生まれる物質。ブドウ糖に変わってエネルギーとなります。

乳酸は、筋肉などでブドウ糖が代謝される過程で生まれる物質。筋肉内でも代謝されてエネルギー源となりますが、一部は肝臓でブドウ糖となります。

「糖新生は、長期間の絶食時のように糖質が摂取できないときの異常事態に備えたシステム」という見方がありますが、これは誤解です。

糖質制限食にすると糖新生はつねに行われますが、糖質を摂っている人でも日常的に活発になる時間帯があります。それは、食後数時間たったときと睡眠中です。

睡眠中は、糖質は外から供給されませんが、血糖値は昼間と変わらないレベルにキープされています。

肝臓と筋肉にはグリコーゲンが蓄えられていますが、筋肉のグリコーゲンは筋肉専用。血糖値を保つために役立つのは肝臓のグリコーゲンのみです。

脳と赤血球が使う血糖は1時間で合計6gほどですが、肝臓のグリコーゲンの貯蔵量は最大で50~80gほどですから、グリコーゲンのみに頼ると仮定すると10時間以上寝ると血糖が保てなくなります。

それでも脳は夢を見ていますし、呼吸も止まらず、赤血球は酸素をせっせと運んでいます。なぜなら血糖を保つ役割のほとんどは糖新生が担っており、睡眠中も肝臓と腎臓でブドウ糖をつくり、血糖として放出しているからです。

ただし糖質を日常的に何回も摂っている人は、食事から摂った糖質を利用できるので、睡眠中のおそらく2〜3時間ほどしか糖新生は起こっていないでしょう。寝ている間も起きている間も、糖新生で脂肪を費やしている糖質制限食の人と比べるとダイエット的には極めて不利です。

◇糖新生で基礎代謝量が上がる

じっと寝ている間もカラダが消費しているエネルギー代謝量を「基礎代謝量」といいます。基礎代謝量は、1日に消費するカロリーのおよそ70％を占めています。

この基礎代謝量は、ダイエットの重要なキーワードです。

基礎代謝量が減ると消費カロリーが落ちるので、食事からの摂取カロリーが同じでもエネルギー収支が黒字になって太りやすくなります。

基礎代謝量に占める割合は臓器では肝臓が最大で27％、脳が19％、腎臓も10％以上を占めています。このなかには糖新生で使われるエネルギー代謝も当然加味されて

いますが、糖質制限食にすると糖新生が活性化しますから、肝臓と腎臓で使われるエネルギー代謝が底上げされる分、基礎代謝量がアップします。基礎代謝量が上がると1日の消費カロリーがアップするので、太りにくい体質になるのです。

基礎代謝量を上げるために従来のダイエット本で真っ先にすすめられていたのは、筋力トレーニングです。

筋肉はじっと動かないときでも熱をつくるために活動しており、そこで消費するカロリーは基礎代謝量の18％ほどを占めています。筋トレで筋肉量を増やすと基礎代謝量が上がり、ダイエットに有利になるというわけです。

その理屈は間違っていないと思いますが、実際に筋トレで筋肉を増やすのは大変です。しかも筋肉はトレーニングをやめるとすぐに元のボリュームに戻るので、筋肉量を増やして維持するにはずっと筋トレを続ける必要があります。

それに対して**糖質制限食は、つらい筋トレをしなくても、美味しい食べ物をお腹いっぱい食べながら基礎代謝量を上げてくれるのです。**

第3章

満腹ダイエットを賢く実践する

寿司とカレーは御法度

糖質制限食の考え方は非常にシンプルです。主食のように血糖値を上昇させる糖質を制限して、脂質とタンパク質を中心とする食事にスイッチする。ただそれだけです。

現在、日本人は摂取カロリーの20～25％を脂質、15％をタンパク質、55～60％を糖質から摂っています。これに対して、1日3食ともに糖質を制限するスーパー糖質制限食では、それぞれ概算で脂質56％、タンパク質32％、糖質12％となります。

糖質を制限しても野菜、ナッツ類などには少量の糖質が含まれていますから、結果的に摂取カロリーの12％くらいは糖質を摂ることになります。

1日の総摂取カロリーが2000kcalだとすると、その12％は240kcal。糖質は1g当たり4kcalですから、1日60g程度の糖質を摂ります。糖質制限を行わない日本人が摂取カロリーの60％を糖質から摂ると1200kcal、重さにして300gの糖質を1日に摂ります。これはスーパー糖質制限食の5倍です。

一般的な摂取カロリー

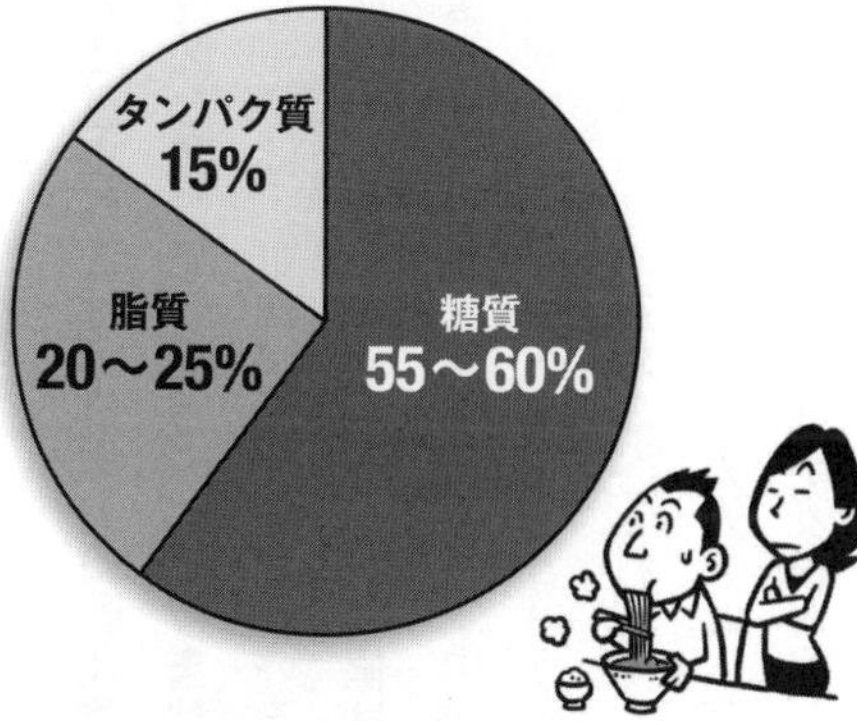

スーパー糖質制限食にすると……

それでも
糖質は
12%か
糖質
12%
タンパク質
32%
脂質
56%

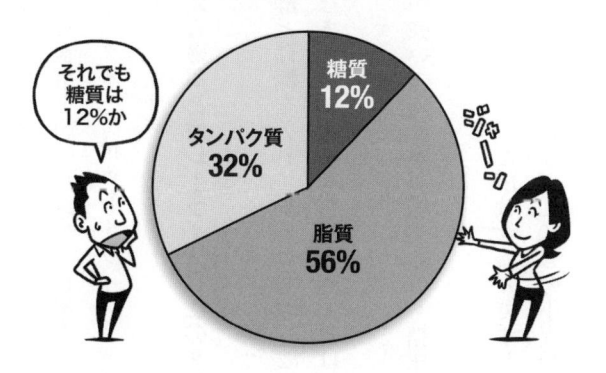

そもそもご飯や麺類や点心など、日本人は糖質が大好物です。

ＮＨＫ放送文化研究所世論調査部が日本人の好きな食事を調べた調査『日本人の好きなもの』（２００８年）では、１位寿司、３位ラーメン、７位カレーライス、８位餃子と、トップ10に糖質メインの料理が４品も並んでいます。

なかでも注意すべきは、日本人の国民食ともいえる寿司とカレーライス。この2品は肥満の元凶と言っても過言ではありません。

寿司のしゃりは、血糖値を上げる白いご飯にお酢と砂糖を入れてつくります。ご飯と砂糖のダブルパンチですから、血糖値は急上昇します。ことに、ちらし寿司には一人前で10ｇ前後の砂糖を含むものもあります。

「寿司＝低カロリー」でヘルシーというイメージが強いのですが、肥満の方も糖尿病の患者さんもいちばん避けるべき料理です。

カレーライスは子どもから大人まで人気のある料理ですが、ご飯は大盛りですし、市販のカレーのルウの多くは小麦粉が使われています。１００ｇ中に30ｇの小麦粉を含むとすると、糖質は20ｇほど。そのうえタマネギ、ジャガイモ、ニンジンといった

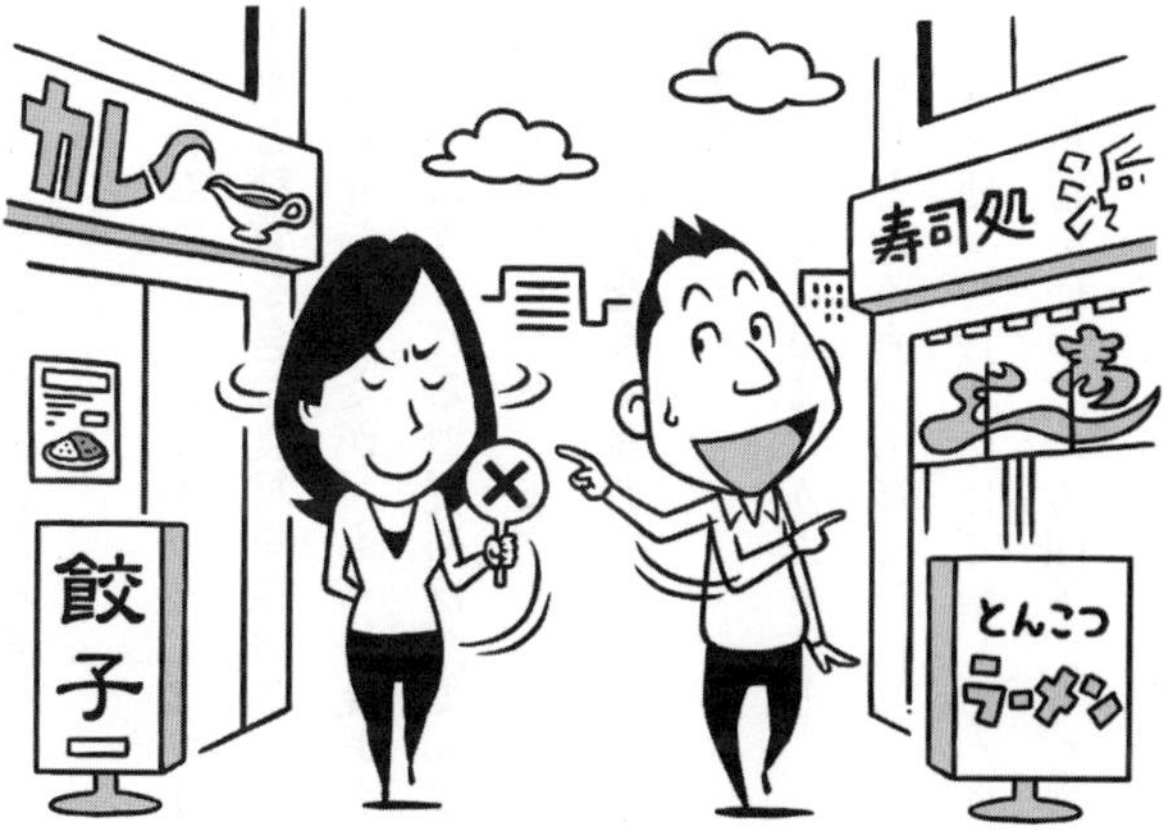

寿司とカレーライスは糖質が極めて多いので絶対NG

具材も糖質が多いものばかり。ご飯250gにカレールウをかけると、1皿で110g以上の糖質を摂取する計算になります。

中国料理をアレンジしたラーメンと餃子も大人気ですが、ラーメンの中華麺は1食当たり170gで69・7gほどの糖質を含みます。

餃子の皮は1枚約3・3gの糖質が入っていますから、6個食べれば皮の分だけで19・8g。ランチなどでは、ラーメンに餃子とミニチャーハンがついたセットメニューを見かけますが、それなどはまさに糖質のトリプルパンチです。

◇穀物の加工食品に注意

大切なことなので繰り返しますが、糖質制限食では巻末の資料を参考にしながら、主食と糖質を含む食材を徹底的にカットすることが肝要です。第1章で基本的なやり方は紹介しましたが、もう一度おさらいします。

食品に含まれる糖質には、でんぷんのように甘味が少ないものと、砂糖のように甘味が強いものがあります。

でんぷんを多く含む食品としてまず挙げられるのは米、小麦、大麦、そばなどの穀類です。

穀類はそのままのかたちをしていれば容易に見分けがつくのですが、粉にしたものを原料とする食品も多く出回っていますので注意が必要です。

米を使った食品にはご飯、おかゆ、雑炊、お餅などがあります。うるち米を加工した上新粉を使っている団子、もち米を加工した白玉粉からつくる白玉粉団子、台湾料理などに用いられるビーフンも米粉が原料ですから、糖質が豊富です。最近は雑穀がブームで粟《あわ》や稗《ひえ》や黍《きび》がスーパーなどでも流通していますが、雑穀も穀類ですから、でんぷんがたっぷり含まれています。

小麦や大麦の粉からつくるパンは、すべて避けるべきです。食パン、フランスパン、クロワッサン、黒パン、ベーグル、マフィン、パンケーキなど、すべてＮＧです。

麺類も小麦粉を原料としています。中華麺、焼きそば、うどん、そうめん、冷麺、きしめん、スパゲティ、マカロニなどはみんなダメ。餃子やシュウマイの皮も小麦粉が原料です。私のような関西人が好む、お好み焼きやたこ焼きといった「粉物」も小麦粉でつくるので、糖質がたくさん含まれます。

麺類では、そば粉からつくるそばも糖質が豊富。そば粉１００％の十割りそば以外は小麦粉を混ぜてつくりますが、そば粉も小麦粉も糖質が多い点は同じなので、配合をどう変えても風味はともかく糖質が多いという事実に変わりはありません。

この他、朝食によく食べられるシリアルは、トウモロコシ、米、大麦、小麦などの穀物を原料としている糖質食品です。

なかでも、トウモロコシを原料としたコーンフレークが日本では有名です。野菜だと思っている人もいるようですが、トウモロコシは糖質が豊富な穀物。中米では主食となっています。メキシコ料理のトルティーヤ、イタリア料理のポレンタ、映画のおともであるポップコーンもトウモロコシを使ったもの。食品のとろみ付けに使われるコーンスターチもトウモロコシが原料です。

◇イモ類の加工食品にも注意

穀物以外ででんぷんを多く含むのがイモ類。ジャガイモ、サツマイモ、里イモなどです。イモ類を使ったポテトサラダ、フライドポテト、ポテトチップス、肉じゃが、ニョッキ、焼きイモ、大学イモなどは迷わず避けます。

穀類と同じように、イモ類のでんぷんも粉に加工されてさまざまな食品に姿を変えています。

ジャガイモのでんぷんを使った片栗粉、春雨などがその代表です。本来なら秋の七草の1つであるくずからつくるくず粉も、現在ではそのほとんどがジャガイモやサツマイモのでんぷんを原料としています。もっとも、くず自体もでんぷん質なので、昔ながらのくず粉やくずきりも避けます。

変わったところでは、中国料理や台湾料理のデザートなどで見かけるタピオカも、キャッサバというイモから採れるでんぷんを使っています。

イモと名前のつくもので例外的にOKなのは、コンニャクイモ。

コンニャクイモの主成分は「コンニャクマンナン」と呼ばれる食物繊維の一種で、ヒトの腸内ではほとんど消化されないため、血糖値を上げません。おでんや鍋物の具材となるコンニャクやしらたきは、低糖質で低カロリーなダイエット食材です。

砂糖などの甘味料を避ける

でんぷんに続いてカットすべきは砂糖、果糖、ブドウ糖などの甘味料です。

和三盆《わさんぼん》、三温糖《さんおんとう》、黒糖、ハチミツ、メープルシロップなどは健康的なイメージがありますが、甘味料が多く血糖値を急激に上げるので避けます。

目に見える甘味料は避けやすいのですが、食品には甘味料が目に見えないかたちで含まれているので注意してください。気をつけたいのは保存食品と加工食品です。

おせち料理は砂糖としょう油で濃いめに味付けしますが、それは砂糖やしょう油を多く使うと食品が腐敗しにくく日持ちがするからです。同じ理由で缶詰、レトルト食品、真空パックなどの保存食品と加工食品には砂糖が多用されています。牛肉などの大和煮やサンマの蒲焼きなどの缶詰、佃煮などが典型です。加工食品もパッケージを見ると砂糖を多く含むものがあります。

みりん、ケチャップ、ウスターソース、オイスターソース、トンカツソース、焼き肉のタレ、バルサミコ酢といった調味料にも甘味料が入っています。味噌も、西京味噌のような白味噌は塩分が少ない代わりに糖分が多いので要注意です。

コンソメキューブなどのスープの素、カレールウ、ハヤシルウ、ホワイトソース、ドミグラスソースなどのクッキングソースにも糖質が入っているので、大量に摂ることは避けてください。

◇飲み物の糖質に注意

飲み物では、コーヒーや紅茶は砂糖なしのブラックやストレートで。砂糖なしで美味しく飲める日本茶や中国茶、ミネラルウォーターもおすすめです。

コーラや炭酸飲料、果汁飲料、コーヒーなどの清涼飲料水には、平均10％の濃度で砂糖や果糖が含まれています。５００㎖入りのペットボトルには約50ｇ、角砂糖およそ10個分もの糖質が入っているのです。

それだけ砂糖が入っていると甘過ぎて飲めない気がしますが、冷やすと甘さを感じにくくなり、ゴクゴク飲めます。スポーツドリンクにも、糖分を多く含むものがあります。

また清涼飲料水に含まれる糖質は、あらかじめ水に溶けているため吸収が速いという特徴があります。ですから清涼飲料水をガブガブ飲んでいると、血糖値が急上昇します。糖尿病体質の方だと、高血糖のあとに喉《のど》の渇《かわ》きを覚えしまい、そのたびに甘い清涼飲料水を飲むという悪循環に陥り、急激に糖尿病が悪化する場合もあります。これを俗に「ペットボトル症候群」といいます。

果汁飲料はヘルシーなイメージがありますが、果物は果糖やブドウ糖などの糖質がたっぷり含まれています。生の果物なら一度にそれほどたくさん食べませんし、糖質の吸収を緩やかにする食物繊維も入っていますが、果汁飲料が含む大量の糖質は、ストレートに体内に入って血糖値を上げます。

飲み物でうっかり見落としがちなのが、牛乳です。

牛乳は清涼飲料水のように甘くはありませんが、「乳糖」という糖質をたくさん含んでいます。牛乳はコップ1杯（200cc）でおおむね10g近い糖質を含みますが、濃厚タイプや低脂肪タイプではさらに含有量が増えます。

カフェオレやカフェラテのように牛乳を使う飲料も同様です。豆乳の糖質含有量は牛乳のだいたい半分なので、牛乳の代わりに豆乳を使うカフェオレやソイラテなら糖質の摂取もセーブできます。

乳製品は良質のタンパク質、脂質、カルシウムなどの供給源ですが、牛乳よりも糖質が少ないプレーンヨーグルトやチーズでもこれらの栄養素は補えます。

摂って良い人工甘味料、悪い人工甘味料

砂糖、果糖、麦芽糖、ハチミツ、メープルシロップなどは、植物や食品の甘味成分を取り出して精製した天然の甘味料です。「砂糖」と「ショ糖」はよく混同されますが、砂糖はショ糖を主成分とする甘味料です。

こうした天然甘味料に代わるものとして、人工の甘味料が最近よく使われるようになりました。

人工甘味料は、「合成甘味料」と「糖アルコール」に分けられますが、糖質制限食では摂って良い人工甘味料と避けるべき人工甘味料があります。

合成甘味料には、「ズルチン」「チクロ」のように過去に発がん性などの問題から使用が禁じられた前科があり、健康面への不安があるものもあります。

アメリカのＦＤＡ（食品医薬品局）と日本の厚生労働省が認めている合成甘味料は5種類のみ（アセスルファムカリウム、アスパルテーム、ネオテーム、スクラロース、

サッカリン）。これらはカロリーがなく、血糖値も上げませんが、総量規制で上限が定められています。

最近人気の糖質ゼロ系のコーラやコーヒー飲料などには、アセスルファムカリウム、アスパルテームがよく使われています。ペットボトル1本分くらいなら問題はないですが、許容量が定められている甘味料は、たくさん摂らない方が良いでしょう。

糖質制限食で摂って良いのは糖アルコールの方です。合成甘味料よりもずっと安全性が高い人工甘味料が、糖アルコールなのです。国連のＦＡＯ（食糧農業機関）やＷＨＯ（世界保健機関）も、その安全性にお墨付きを与えています。

天然素材から合成される糖アルコールには、「キシリトール」「ソルビトール」「エリスリトール」「マルチトール」「ラクチトール」などがあります。

キシリトールは野菜や果物、ソルビトールはプルーンやナシやリンゴ、エリスリトールは果物や花の蜜に含まれている天然成分で、これを人為的に合成しています。マルチトールは麦芽糖、ラクチトールは乳糖を原料に合成されます。

糖アルコールでイチ押しはエリスリトール。体内に吸収されても代謝されないので、

カロリーもゼロで血糖値も上げません。現在、エリスリトール99％の人工甘味料『ラカントS』（サラヤ）という商品が発売されています。残り1％は「羅漢果《らかんか》」という中国原産の植物の抽出液で、安全性の高い食品です。

キシリトール、ソルビトール、マルチトールは消化吸収されにくいため、血糖値の上昇は砂糖の半分くらいになります。ただし消化されにくい分だけ、大量に摂るとお腹が緩くなります。

食品や飲み物の栄養成分表示には、甘味料の種類が記載されています。買う前に、どんな甘味料が入っているのかきちんとチェックしておきましょう。

主菜、副菜、汁物、間食の食べ方

糖質をカットするコツを学んだら、続いて主菜、副菜、汁物、間食の食べ方を覚えてしまいましょう。

主食を摂らない糖質制限食では、主菜と副菜でお腹を満たします。肉類、魚介類、大豆製品、鶏卵といった主菜の食材は、ほとんど糖質を含んでいないので安心して食べられます。良質の脂質とタンパク質の供給源ですから、肉類や魚介類といった動物性の食品と、豆腐や納豆といった大豆製品などの植物性の食材を上手に組み合わせて、毎食1～2品摂ってください。

肉類の食べ過ぎを心配する方もいますが、常識的な量なら心配無用。2007年の「世界がん研究基金」の報告では、がん予防という立場からは、牛や豚や羊などの赤身肉に関しては、1週間500g以内に留めた方がリスクは低くなるとしています。

肉や魚はシンプルに焼いて食べると美味しく、糖質制限食としてもベストです。でも、毎回グリル料理では飽きてしまいます。禁止する食品が多くなるほど食卓は寂しくなり、食事療法は長続きしなくなります。挫折のリスクを下げるためにも、たまには揚げ物にして食べても良いと私は思っています。

揚げ物の衣には唐揚げで1人前約5g、てんぷらなら1人前約20gの小麦粉が含まれています。糖質に換算すると唐揚げ1人前で3・6g、てんぷら1人前で14g。食べ過ぎなければ、許容範囲内です。揚げ衣を薄くしたり、衣を使わない素揚げにしたりするとさらに良いです。揚げ物にかけるソースなどは、少なめにしましょう。

魚介類や鶏肉の照り焼きや煮物も、糖質を含むみりんや砂糖を少量に加減すれば問題ありません。

◇副菜と汁物の注意点

副菜は野菜、キノコ類、海藻類などを組み合わせて毎食1～2品摂ります。生でも炒め物でも煮物でも良いので、好みの調理法で食べましょう。

サラダにする場合、糖質を含むドレッシングを避け、糖質を含んでいないマヨネーズなどでいただきます。

野菜は総じて糖質が少ないので、たくさん食べてください。

ホウレンソウや小松菜などの葉野菜、ブロッコリー、カリフラワー、ピーマン、トマト、レタス、キャベツ、白菜、大根、タマネギなどを各種取り合わせて、旬の味を楽しみましょう。タマネギは1個200gで14g以上と糖質が結構入っていますが、4分の1個ほどを炒め物などに使う分にはOKです。

野菜には一部糖質が多いものがあり、注意が必要です。具体的にはカボチャ、レンコン、ニンジン、ユリネ、ソラマメ、クワイ、ホースラディッシュなどです。カボチャは5cm角1個で8・6g、レンコンは煮物1食分30gで4g以上の糖質を含んでいます。ニンジンは煮物1食分30gで約2gなので、それほど神経質にならなくても良いでしょう。ただし、ニンジンをジュースにして一度に大量に摂るのは避けてください。

キノコ類と海藻類は、一般的に糖質もカロリーも低く積極的に食べたいのですが、唯一気をつけたいのは「昆布」。100g中30gもの糖質を含みます。出汁《だし》に使う場合は、うま味成分のアミノ酸が溶け出すだけなので心配はいらないのですが、昆布巻きや松前漬けなどで昆布そのものをたくさん食べると糖質の摂取が多くなります。

食事の喉越しを良くするためには汁物も大切。野菜、キノコ類、海藻類を入れた具だくさんのスープは、食事の栄養バランスを整える点でも重要です。

味噌汁やスープなどの汁物についても、何点か注意事項があります。**白味噌には糖質が多いので、味噌汁をつくるときは「赤味噌」にしてください。**洋風のスープならコンソメスープ、魚介の味を活かしたチャウダースープやブイヤベース、ミネストローネなどにします。でんぷん質でとろみをつけたポタージュスープ、パンと大量のタマネギを入れたオニオングラタンスープもやめましょう。

間食を上手に活かす方法

糖質制限食では、間食を否定していません。空腹感が強くなり、口寂しく感じたら、間食でお腹と心を落ち着かせてください。

間食OKといっても、もちろん血糖値を上げる糖質を含む甘い物は、ケーキやプリンなどの洋菓子、大福やようかんなどの和菓子、ともに避けてください。アイスクリーム、チョコレートもNGです。

甘くないスナック菓子や焼き菓子なども同様です。スナック菓子や焼き菓子の大半は、小麦やトウモロコシなどの穀物のでんぷんを多く含んでいます。せんべいやおかきのように米からつくる菓子も禁止です。

間食で食べたいのは、良質の脂質、タンパク質、ミネラルなどを含むチーズやナッツ類。貝柱やうるめいわしの干物、鶏ささみの燻《くん》製といった酒肴も糖質が少なく高タンパク質なのでおすすめです。

果物も少量なら大丈夫ですが、アボカド以外の果物は基本的に糖質が多いので、食べ過ぎは禁物です。私自身、お中元やお歳暮に果物をいただく機会が多く、せっかくだからと食べたら、たちまち2kg太ったという苦い経験があります。

イチゴなら5粒（糖質約5・3g）、リンゴなら4分の1個（糖質約6・5g）、キウイフルーツなら2分の1個（糖質約6・6g）くらいが許容範囲内でしょうか。

果物でもドライフルーツや甘いシロップ漬けにした缶詰は避けましょう。ドライフルーツは水分が抜けて糖度が高くなっていて、油断するとたくさん食べてしまうので気をつけてください。

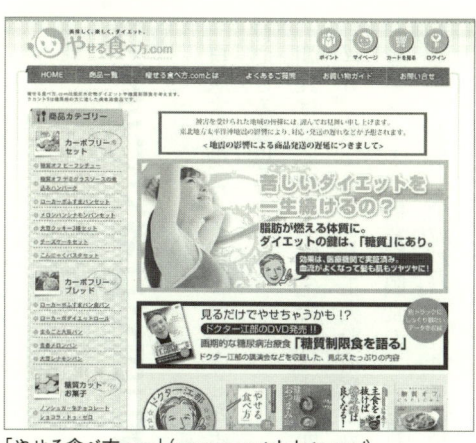

「やせる食べ方.com」(www.yaserutabekata.com/)

どうしても甘い物が食べたいときは、人工甘味料などを上手に使い、糖質制限食を行っている方でも食べられるスイーツを利用してください。私が理事長を務める高雄病院と提携している「京都高雄倶楽部」が運営するウェブサイト「やせる食べ方・ｃｏｍ」(www.yaserutabekata.com/)では、さまざまな糖質制限食を通販で購入できます。

1個当たり糖類1・1gの「ローカーボチーズケーキピュア」、1個当たり糖質0・7gのノンシュガー生チョコレート「ショコラ・ドゥ・ゼロ」などなら、糖質制限中の方でも安心して甘い物が楽しめます。糖質制限食の冷凍宅配便「小樽フィッシャーマンズキッチン」(www.ofk-jp.com/) にもいろんなスイーツがあります。

ファミレスやコンビニを賢く利用する

自炊する場合、これまで紹介したポイントを守っていれば、糖質制限食が容易に実行できると思います。

朝食は多くの人が自宅で食べますから、問題はないですね。昼食や夕飯で外食するときも、ちょっとした工夫で糖質をカットできます。

スタンダード糖質制限食やプチ糖質制限食の場合は、ランチで主食を摂ります。最近では、玄米や全粒粉パンのように精製度が低く、血糖値を急激に上げない主食を提供してくれるお店が徐々に増えてきていますから、そうしたところで食事するようにします。それでも、主食は少量が基本です。

スーパー糖質制限食では、昼食も夕飯も主食抜きです。ランチは定食屋のようなところに入る機会も多いかと思いますが、そのときは「ご飯はいりません」と最初に断りを入れれば良いでしょう。その代わりに一品、冷や奴やおひたしなどをサイドオーダーします。顔なじみになれば、いちいち断らなくてもご飯なしの定食を出してくれるようになります。

ファミレスは料理が単品で頼めますから、糖質制限食では重宝します。

ハンバーグなどの付け合わせに出てくるジャガイモ、ニンジン、トウモロコシなどはパス。サラダバーで葉野菜などを補いましょう。

コンビニも糖質制限食では便利です。ほとんどの食品に糖質、または炭水化物の含有量が書かれていますから安心なのです。

おすすめの選択肢は、おでん。タマゴ、大根、しらたき、アジやイワシのつみれなどの具材を選ぶと糖質の摂取を減らせます。

おでんの具に限らず、気をつけたいのは練り製品です。魚肉のすり身を原料とするちくわ、はんぺん、かまぼこなどの練り製品は高タンパク質、低脂肪のヘルシーな食品です。しかし、つなぎに使われるでんぷんの量が多い製品だと、糖質の摂取量が増えますので要注意です。

コンビニでは近年、単品のお惣菜の開発にも力を入れています。お惣菜コーナーから、ゆで卵、ソーセージ、唐揚げ、鶏ささ身サラダ、海藻サラダ、温野菜サラダなどを飽きないように組み合わせて買います。ポテトサラダ、コーンサラダ、マカロニサラダのように糖質が多いものは避けてください。

またコンビニでは、間食に最適なチーズやナッツ類、無糖のプレーンヨーグルトなども手軽に手に入ります。

和食、中華、フレンチ、イタリアンの注意点

日本では、世界各国の料理が楽しめます。そこで、ジャンル別に糖質制限食のポイントを整理してみましょう。

まずは和食。寿司はNGですが、ご飯や麺類などの主食やイモ類などを除くと、食材本来の味を引き出す和食は糖質制限的にもOK、といきたいところですが、現実にはほとんどの和食の店で砂糖を大量に使用しており、みりんを使う煮物や照り焼きなども少量に留めたいものです。

仲間と息抜きに飲みに出かけるときは、居酒屋や焼き鳥店がおすすめです。

居酒屋には、刺身、豆腐料理、各種サラダ、肉類や魚介類の焼き物や揚げ物などがバラエティ豊かに揃っており、糖質が少ないメニューも多くあります。もちろん、乾杯は糖質を含まない焼酎などの蒸留酒で。

焼き鳥はタレではなく塩でいただくと、糖質の摂取をほとんどゼロにできます。鉄板焼き店や焼き肉店も糖質の摂取を気にせずに楽しめるところですが、焼き肉店のなかにはあらかじめ甘いタレに漬け込んだ肉を焼くスタイルのところもありますから、その点だけは注意してください。

私は以前、そうと知らずに甘いタレがたくさんかかった肉を出す焼き肉店に入ってしまいました。そのときは仕方なく焼酎でタレを洗ってから肉を焼きました（残念な

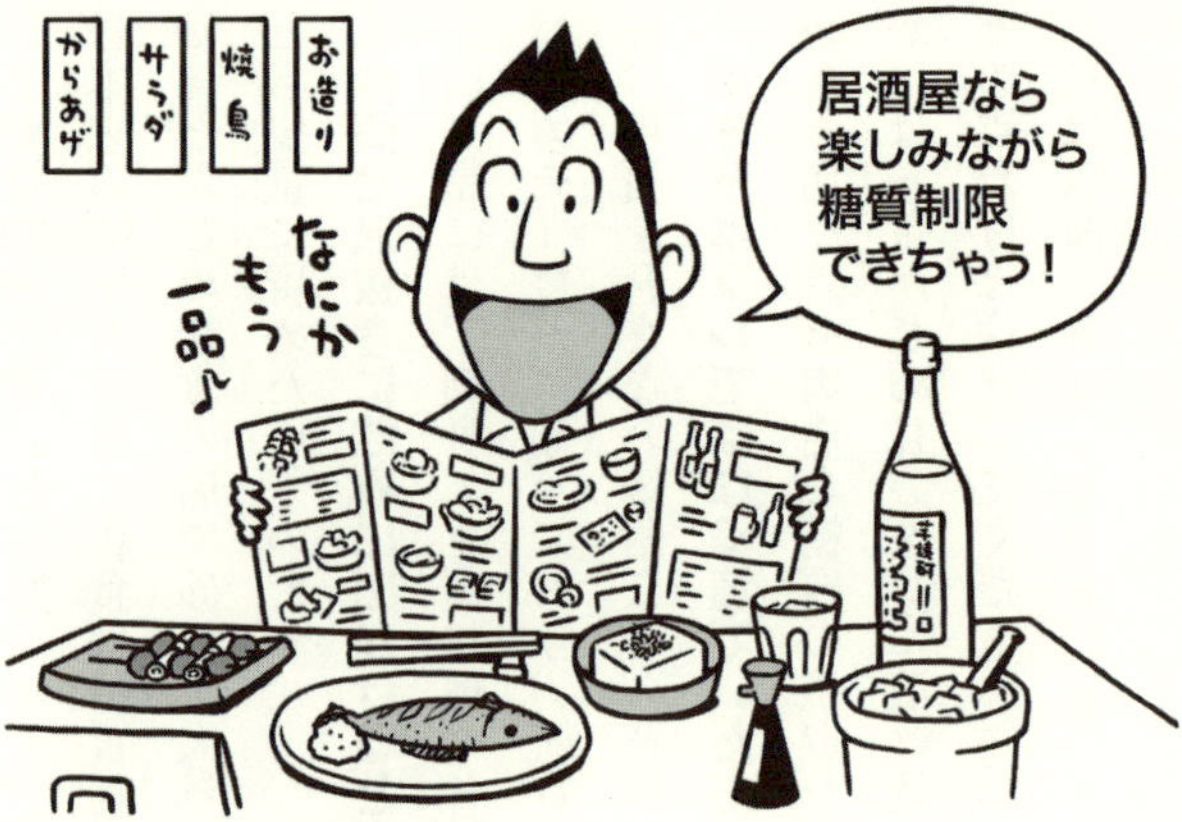
お造り
焼鳥
サラダ
からあげ
なにかもう一品♪
居酒屋なら楽しみながら糖質制限できちゃう!
単品で注文できる居酒屋は便利

がら美味しくなかったです)。

中国料理では、チャーハンやちまきやおこげのようなご飯系の料理、ラーメンやかた焼きそばなどの麺料理をまず避けます。餃子やシュウマイ、春巻きなど小麦粉の皮を使った料理も要注意。1個や2個つまむくらいなら良いですが一人前をすべて平らげないようにします。

高級料理の代名詞である北京ダックも要注意。パリパリに焼いたダックを、小麦粉を焼いた薄い餅に包み、甘い甜麺醤《テンメンジャン》をつけて食べるのですから、糖質の摂取量は多くなります。

中国料理には、八宝菜、エビチリ、酢

豚のように、水溶き片栗粉でとろみをつけたり砂糖を使った料理が多くあります。このとろみの正体は他ならぬ、でんぷん。また、オイスターソース炒めも、オイスターソースに砂糖が含まれています。

棒々鶏《バンバンジー》、家常豆腐《ジャーチャントーフ》、野菜や魚介類の塩炒め、豚の角煮などだと、比較的糖質の摂取が減らせることでしょう。

◇イタリアンやフレンチも楽しめる

通常ダイエット中は避けるべきだとされるイタリア料理やフランス料理も、ポイントをおさえれば大丈夫。

イタリア料理ではパン、パスタ、ピザ、リゾット、最後のデザートをパスして、基本的にはアンティパスト（前菜）とセコンドピアット（メイン）で構成します。ライスコロッケ（アランチーニ）、米のサラダ（インサラータ・ディ・リゾ）なども避けるべきメニューです。

イタリア料理は地方色が豊かですから、南イタリア風なら魚介類とトマトとオリーブオイル、北イタリア風なら肉類や乳製品を活かした料理が楽しめます。

前菜では、生ハムやソーセージ、肉や魚のカルパッチョ、トマトとモッツァレラチーズでつくるカプレーゼなどがおすすめ。メインでは魚介類の煮込みアクアパッツァ、エビやイカのフリット（フライ）、ミラノ風カツレツ、鶏肉の煮込みカチャトーラ、仔牛の骨付き脛《すね》肉の煮込みオッソブーコなどがあります。

フランス料理は意外にもパンとデザート以外、基本的に何でも食べられます。バターなどの乳製品をたっぷり使うフレンチは、ダイエッターが避けるべき料理とされていますが、糖質が少ない料理が多いのです。

イタリアン同様、フレンチの地方色も豊かですが、糖質の少ない代表的な料理をいくつか挙げておきましょう。

アントレ（前菜）には、魚介類と野菜のカクテルやムース、フォアグラのソテー、田舎風お肉のテリーヌなどがあります。ポアソン（魚料理）では鮮魚のポアレやムニエル、香草焼き、魚貝の煮込みブイヤベースが代表的。ヴィアンドゥ（肉料理）では、仔牛や仔羊やジビエのグリルやロースト、ステーキに工夫を凝らしたソースを添えていただきます。赤ワインに漬けた鶏肉を煮るコックオヴァン、牛肉を赤ワインで煮込んだブフ・ブルギニオンは、日本人にも人気がありますね。

避けるべきなのは、小麦粉でつくったパイ包み焼き、小麦粉を大量に使うホワイトソースのシチューやグラタンです。ムニエルも小麦粉を使いますが、揚げ物と同じで少量の小麦粉を使う料理は大目に見ましょう。

イタリアンやフレンチで食卓に欠かせないのがワインです。**ワインはビールや日本酒と同じ醸造酒で、糖質制限食のルールとしてはNGですが、白ワインに含まれる糖質はグラス1杯で1・2g、赤ワインは同じく0・9gほど。料理に合わせて2〜3杯飲むなら許容範囲です。ただし甘いデザートワインはNGです。**

レストランでパンやパスタなどが断りづらい場合は、裏の手を使います。「でんぷんアレルギーがあり、大量のでんぷんを摂ると体調が悪くなるのでご配慮願います」などと、予約時などにあらかじめ断っておくのです。

小麦粉などの糖質にアレルギー反応を起こす人は少なくありません。現在では、食業界全体がアレルギー対策に真剣に取り組んでいますから、こう言っておくとお互いに気まずい思いをせずに食事が楽しめます。糖質の摂り過ぎは健康面にはマイナスですから、このくらいのウソは許してもらいましょう。

摂って良いアブラ、悪いアブラ

糖質制限食では糖質の摂取を減らし、脂質を効率的に使えるカラダづくりをします。**脂質は体内で細胞膜やホルモンの原料になりますから、食事からしっかり摂る必要があります。**もっとも、脂質には積極的に摂るべきアブラと、控えるべきアブラがあります。その違いをきちんと理解しておきましょう。

食事から摂る脂質の大半は「油脂」。常温で液体なのが「油（オイル）」、固形なのが「脂（ファット）」ですが、これを合わせて油脂と呼びます。植物油や焼き魚からジワっと滲《にじ》み出る魚油がオイル、牛肉や豚肉の脂身がファットです。

油脂の性質を決めるのは、全体の90％を占めている脂肪酸。液体のオイルで摂りたい脂肪酸は、「オレイン酸」「α-リノレン酸」「EPA（エイコサペンタエン酸）」「DHA（ドコサヘキサエン酸）」です。

オレイン酸はオリーブオイルの成分として知られており、LDLコレステロール値を改善させる働きがあります。一価不飽和脂肪酸の一種で、酸化に強いという特徴があります。

α-リノレン酸は体内では合成できない必須脂肪酸の一種。**キャノーラ油、エゴマ油といった植物油に豊富です。**

EPAとDHAは、イワシ、サバ、サンマ、マグロといった日本人には馴染みの深い魚類に含まれています。EPAとDHAは血中で血栓（血の固まり）ができるのを防いだり、血中の中性脂肪やコレステロールの濃度を抑えたりする作用があり、心臓、脳、血管に良いと考えられています。

EPAとDHAはα-リノレン酸から体内で合成できますが、必要量全部をつくるのは難しいことから、魚類からの摂取がすすめられています。

◇控えるべきはリノール酸とトランス脂肪酸

反対にセーブすべき脂肪酸は「リノール酸」と「トランス脂肪酸」です。

リノール酸は、α-リノレン酸と同じく、体内で合成できないため、食事から摂るべき必須アミノ酸です。しかし、必要量は1日1～2gほどなのに、日本人はその10～20倍の20gほど摂取しています。

リノール酸は摂り過ぎると、アレルギー性疾患、炎症、心臓病や脳梗塞の誘因になると指摘されています。**リノール酸が豊富な大豆油、コーン油、紅花油（サフラワー油）は、過剰に摂取しないようにしたいものです。**

脂肪酸はその構造により、シス型とトランス型に分類されます。動植物でつくられる自然界の脂肪酸は、通常ほとんどがシス型ですが、牛など反芻《はんすう》動物の脂肪分には、少量ですが天然のトランス型脂肪酸があり、牛乳やバターやチーズにも含まれています。

これに対して人工的につくったマーガリン類（マーガリン、ファットスプレッド、ショートニング）の原材料には、「食用植物油脂」と「硬化油脂」（水素を添加して固体状にした油脂）が使用されています。これらの油脂は、常温では液状です。これに適度な硬さを付加してマーガリンにするために、硬化油脂を配合します。このときに天然には存在しないタイプのトランス型の脂肪酸が生まれます。

控えたいのは、この人工的なトランス脂肪酸で、炎症反応を増加させて血管内皮を損傷させるため、摂取量が増えると気管支喘息、アレルギー性鼻炎、アトピー性皮膚炎などアレルギー疾患の罹患率が上がることも報告されています。

この問題を受けて、最近は人工的なトランス脂肪酸がほとんど含まれていないマーガリンも開発されています。一方で、「トランス脂肪酸は天然も人工もすべて危険」という説もあります。この説が正しければ牛脂やバターやチーズも減らし気味の方が良いことになりますが、まだ結論は出ていません。

本来安全なタイプの脂肪酸も、高温を加えると危険度の高いトランス脂肪酸になります。ファストフードのフライドポテトのように高温の油で揚げた食べ物は、食べ過ぎない方が無難。そもそも糖質制限食では、ジャガイモのでんぷんを揚げたフライドポテトは避けるべき食品です。

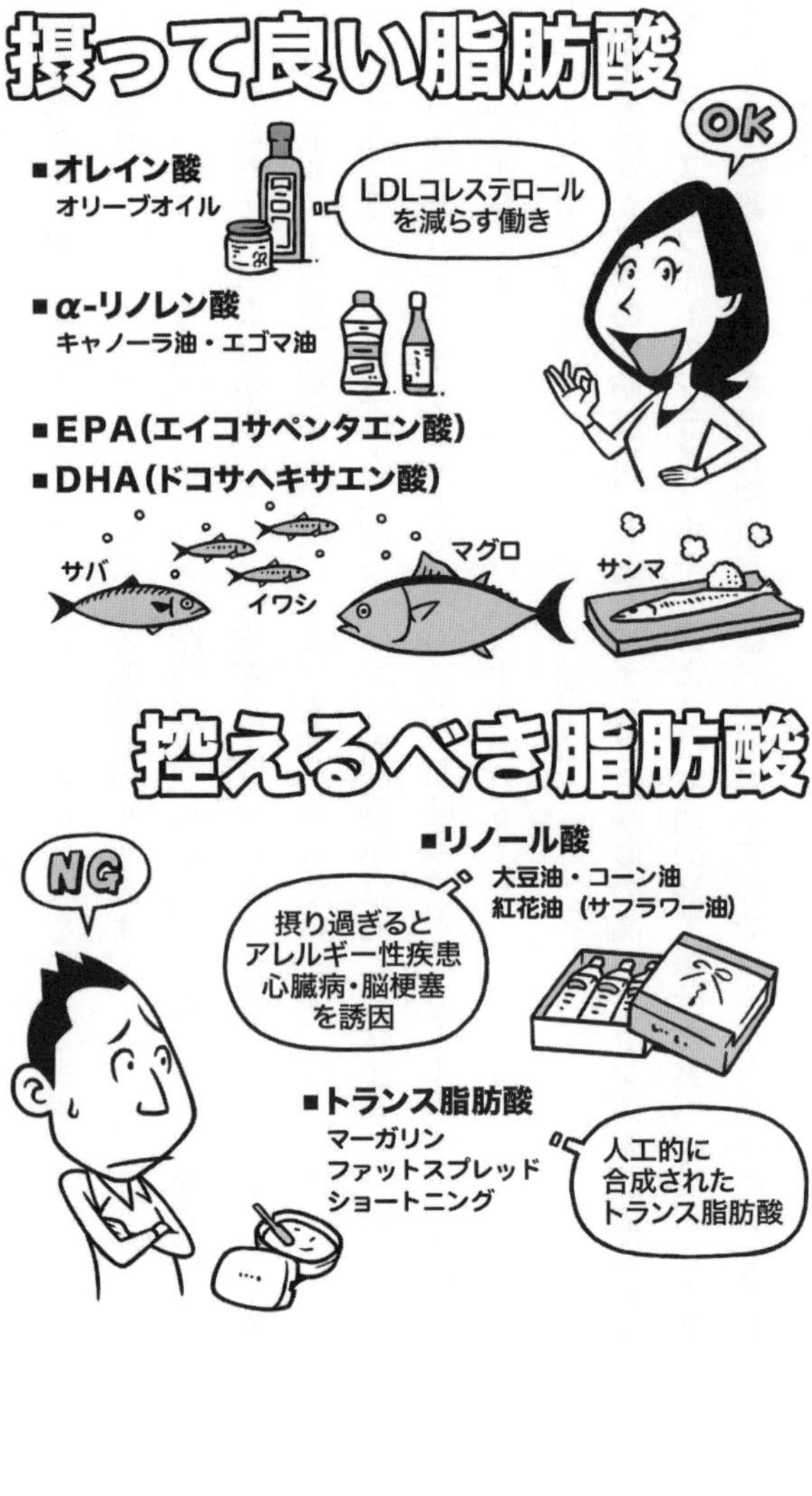

摂って良い脂肪酸
OK
■オレイン酸
オリーブオイル
LDLコレステロールを減らす働き
■α-リノレン酸
キャノーラ油・エゴマ油
■EPA（エイコサペンタエン酸）
■DHA（ドコサヘキサエン酸）
サバ
イワシ
マグロ
サンマ
控えるべき脂肪酸
NG
■リノール酸
大豆油・コーン油
紅花油（サフラワー油）
摂り過ぎると
アレルギー性疾患
心臓病・脳梗塞
を誘因
■トランス脂肪酸
マーガリン
ファットスプレッド
ショートニング
人工的に
合成された
トランス脂肪酸

欧米では、人工的なトランス脂肪酸に対する規制がすでに広がっています。アメリカの食事指針は、これらのトランス脂肪酸の摂取を1日当たりの総エネルギー摂取量の1％未満にするように勧告しています。アメリカでは2006年から、加工食品の場合、トランス脂肪酸の含有量の表示を義務付けています。また、ニューヨーク市は2007年7月1日までに、市内のレストランや売店で出す食品について、トランス脂肪酸の制限や表示を実施しています。

日本の厚生労働省は、日本人のトランス脂肪酸の摂取量は総エネルギーの1％未満で問題はないという立場でしたが、世界的な潮流に背中を押されるようにして、消費者庁がトランス脂肪酸の情報開示についてガイドラインを定めました。また大手コンビニエンスストアのセブン-イレブンは、トランス脂肪酸の全廃を目指す取り組みを進めています。

控えるべき油というと、肉類の脂を頭に浮かべる方も少なくないでしょう。「肉類の脂はカラダに悪い」と信じている人もいますが、本当にそうなのでしょうか。

たとえば、牛肉の主要な脂肪酸は、オリーブオイルにも含まれているオレイン酸です。そう聞くと多くの方がびっくりされますが、事実です。日本脂質栄養学会は「動物性脂肪がもっとも安全性が高い」としています。適度な動物性の脂は、心臓病や脳卒中のリスクを下げるという報告もあります。

筆者はどんなものを食べているか

私自身、いまもスーパー糖質制限食を実施しています。「はじめに」で書いたように、身長167cm、体重66kgでお腹もでっぷり出ていたのに、開始して半年で10kgも痩せて学生時代の体重、体型に戻りました。以来、ずっと続けています。

そこでこの章の最後に、私の現在の食生活について具体的に述べます。

糖質制限食を始める以前から、私は20年以上ずっと1日2食でした。朝食をパスして、昼食と夕食のみの生活だったのです。

1日3食が正しい食生活と言われていますが、日本人はずっと1日2食でした。3

食になったのは江戸時代以降のことです。激しい肉体労働をしている方やスポーツ選手は別としても、普通の成人は1日2食で十分だと思います。

朝食を抜くのは諸悪の根源のように言われていますが、果たして本当にそうでしょうか。

朝食推奨派はこう言います。「脳はブドウ糖しかエネルギー源にできない。だから朝食で糖質を補給しないと、頭が働かない」と。

でも、本書をここまで読んでくださった方々には、このロジックには何の根拠もないことはもうおわかりですね。

脳はブドウ糖以外にも、脂質の代謝物であるケトン体をエネルギー源にしています。そして糖質を食事から補給しなくても、体内でブドウ糖をつくる「糖新生」という素晴らしいシステムを持っています。夕食を終えてから朝まで、脂質を分解してつくるケトン体と糖新生がつくり出したブドウ糖で、脳もカラダも動いています。

ところが朝食で糖質を摂った瞬間、血糖値が上昇してインスリンの追加分泌が起こり、ケトン体をつくるための脂肪の分解も糖新生もたちまちストップ。脂肪をためるスイッチがオンになってしまうのです。

最近は、体内時計を持ち出して朝食の重要性を説く人もいます。

ヒトに限らず、地球で暮らす生き物には、地球の自転に応じた明暗に反応する時計、いわゆる体内時計が備わっています。体内時計には脳にある中枢の体内時計と、各細胞にある末端の体内時計があります。

真っ暗な状態では、体内時計はおよそ25時間周期ですが、起きて朝日を浴びると網膜から光の刺激が脳の視交叉上核《しこうさじょうかく》という場所に伝わり、それがきっかけとなって体内時計が1時間進み、24時間周期にリセットされます。

ところが、末端の細胞には光の刺激は伝わりません。そこで末端の細胞をリセットするために必要なのが朝食。食事を摂ったというシグナルは末端まで伝わり、中枢と末端の時計がシンクロし、エネルギー代謝のリズムが整うというのです。

朝食を抜くと、中枢と末端の体内時計が狂ったままなので、エネルギー代謝が乱れて肥満の引き金となる……。そういう主張です。

しかし、この話はどこかヘンではないでしょうか。

中枢と末端の体内時計は、ヒトに限らず、ほとんどすべての生物が持っています。この仕組みが確立した大昔、地上のすべての生物は朝になると朝食が食べられるという幸せを享受していたのでしょうか。もちろんそんなはずはなく、ヒトでも原始人は3日も1週間も獲物にありつけず、朝も昼も夜も空腹で過ごす場合がほとんどだったと思います。

朝起きたら、その日の糧《かて》を探すために活動をするのが動物の本来の姿です。朝すぐに食事を摂れる現代の環境が特別に恵まれているだけで、それを当たり前のように感じて「朝食を摂らないと脳もカラダも動かない」と決めつけるのは、どこかおかしいと思います。

◇糖質制限には鍋物が便利

閑話休題。朝食を摂らないと、朝の時間に余裕が生まれます。その間に私はブログの更新をしたり、メールの返事を書いたりして、時間を有効活用しています。

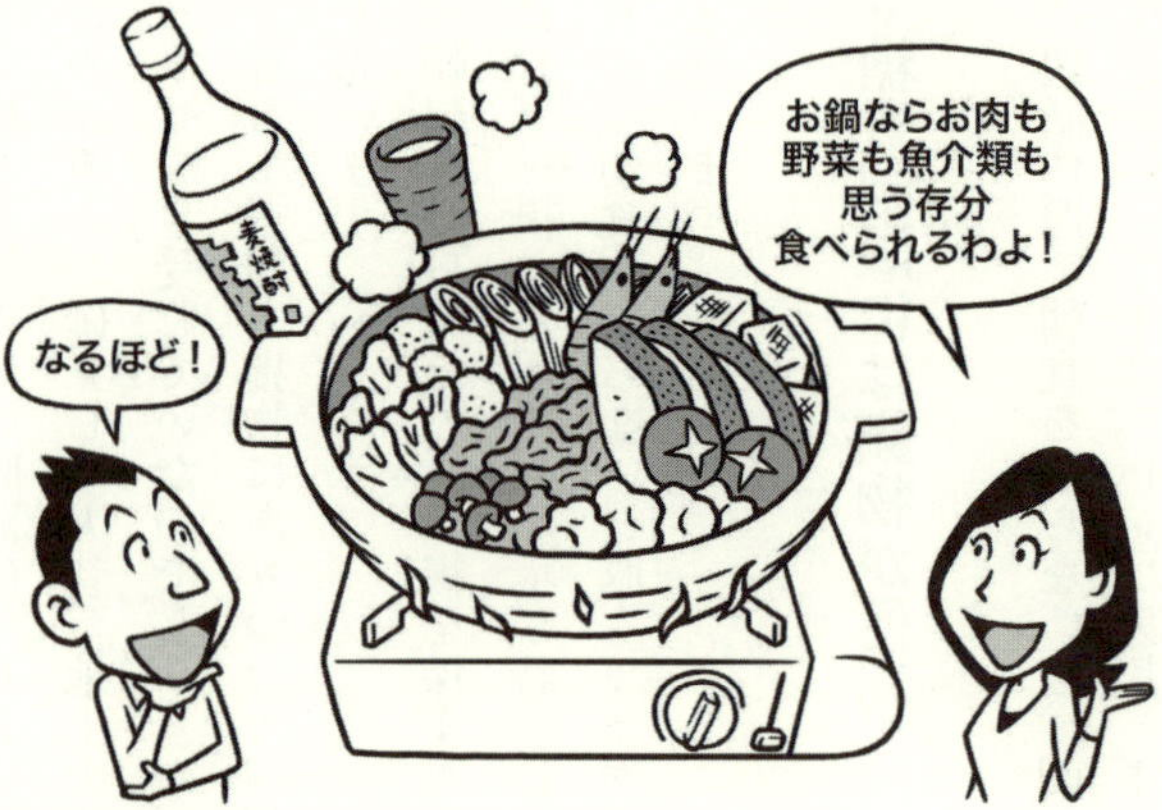
お鍋ならお肉も
野菜も魚介類も
思う存分
食べられるわよ！
なるほど！
麦焼酎

夕食は糖質制限鍋と焼酎で舌つづみを打つ

病院に出て午前中の仕事を終えたら、入院患者さんのために毎日高雄病院でつくっている糖質制限食をランチに食べます。本書の巻末に高雄病院の1週間の糖質制限食レシピを載せていますから、参考にしてみてください。

ランチ後、夕刻まで仕事をしたら、会食がない日は自分で夕飯の材料を買って自宅に戻ることもあります。

夕飯は鍋料理にすることが多いです。お出汁で魚介類と野菜を煮てみたり、豚肉や牛肉をしゃぶしゃぶにしてみたり。豆乳でいろいろな食材を煮る豆乳鍋も、割合と出番が多いメニューです。鍋物は、主菜と副菜が同時に美味しく摂れて、使う食器も少なくて後片付けがラクに済むというメリットもあります。

鍋に飽きたら焼き魚と野菜炒めとか、焼き鳥と煮物という日もあります。晩酌をするときは、もっぱら焼酎を飲んでいます。

仕事上のおつきあいなどで会食がある日は、京都という土地柄、和食店に行く機会が多くなります。なじみのお店には私が実践する糖質制限食のことはもう伝わっているので、主食などの糖質がないメニューを出してもらいます。

冬場にちょっと贅沢してふぐ料理を食べた日などは、最後にふぐ雑炊をいただくこともあります。雑炊でもひと口やふた口なら入っている糖質は知れたもの。血糖値が急上昇する恐れは低いからです。

◇日常生活を運動に変える

私はテニスが趣味ですが、それもダブルスを週1回か2週間に1回程度。それ以外の特別な運動はしていません。

唯一続けているのはスクワットです。これは糖質制限のためというより、加齢とともにおとろえる足腰強化のため。朝起きてから10分ほど軽いストレッチを行い、そのあとに足腰を鍛えるスクワットを50～100回ほど行うのです。

スクワットといっても、バーベルやダンベルを担いでするような本格的なものではありません。軽く膝の屈伸を繰り返す程度です。でも、スクワットはすっかりクセになってしまったので、信号待ちのときなども気がつくとやっています。

運動で最低限の筋力や柔軟性を確保することは大事ですが、時間をつくってジムに通ってトレーニングをしたりするのは大変。いつでもどこでも手軽にできる運動ほど継続しやすいと思います。

私たちは、運動とはそのために覚悟して時間をつくり、爪先から頭のてっぺんまでスポーツウエアに着替えて行うものだと思いがちです。けれど、実際は私が信号待ちのときに行っているような「ながら運動」も、筋肉を保って、ある程度は無駄なカロリーも消費するエクササイズなのです。

日常生活に運動を取り入れる場合、励みになるのは「メッツ（METs）」。

メッツは、安静時を1として、エネルギー代謝がその何倍になるかを表す単位。メッツの数値が大きくなるほど運動量も消費カロリーも大きくなります。メッツが同じなら、家事でもスポーツでも消費カロリーは同じ。メッツが2倍になれば消費カロリーも2倍、3倍なら3倍です。

早歩き（時速6・0km）は4メッツですから、最寄り駅の手前で降りて歩く習慣をつけると通勤や通学がエクササイズになります。

食材の買い出しや料理の準備は2・5メッツ。フロアの掃き掃除は3・3メッツ、掃除機をかけるのは3・5メッツ、浴室やバスタブの掃除は3・8メッツ。ヨガやストレッチが2・5メッツですから、家事全般はそれと変わらない立派な運動です。

メッツを使うと、1時間当たりの運動による消費カロリーが手軽に計算できます。1時間の消費カロリー＝メッツ×体重（kg）×1・05。3メッツの運動を体重60kgの人が行うと、1時間で3×60×1・05＝189kcal消費します。

強い運動では、血糖値を上昇させるグルカゴンやカテコールアミンといったホルモンが分泌される恐れもあります。無理に運動するよりも、メッツを活用して日常生活レベルの運動を増すことの方が長続きするし、効果も期待できると私は考えています。

第4章

糖質制限食の誤解を解く

脳のエネルギー源はブドウ糖だけではない

これまで述べてきた通り、糖質を制限しても、脳の働きが鈍るという心配はまったくありません。糖質制限食は、脳の働きに何ら悪い影響を与えないのです。

糖質を制限して脳の働きが鈍るなら、2002年から9年間、スーパー糖質制限食で1日中糖質を制限している私の脳の働きは相当低下しているはずですが、幸いなことにその兆候はありません。

「糖質制限＝脳の機能低下」という図式は、2つの誤解からきています。

1つは「脳はブドウ糖しかエネルギー源にできない」、もう1つは「糖質を制限すると必要なブドウ糖が不足して低血糖になる」という勘違いです。第2章を読まれた方はもうおわかりだと思いますが、大事なことですので、おさらいをかねてもう一度、事実関係を整理しておきます。

よく耳にする「脳はブドウ糖しかエネルギー源にできない」という俗説は誤りです。

前述のように生化学の権威ある教科書『ハーパー・生化学』には、「脳はそのエネルギー必要量の約20％をケトン体でまかなうことができる」と明記されています。さらにこれも著名な生理学の教科書である『ガイトン臨床生理学』には、カナダ北部の氷雪地帯に住む先住民族イヌイットを例にしてこう記述されています。

「イヌイットは時々完全脂肪食を摂取するが、通常ブドウ糖しかエネルギー源として利用しない脳細胞も、このときは50～70％のエネルギーを脂質代謝産物のケトン体から得られるようになる」（邦訳は医学書院刊、早川弘一監訳）。

でんぷんや砂糖のように糖質にはさまざまな種類がありますが、体内ではそのすべてはいったんブドウ糖に変えられて代謝されます。血液中のブドウ糖が血糖、その濃度が血糖値です。ケトン体は、脂質から肝臓でつくられている物質。糖質を制限していない普通の方でも、つねにケトン体がつくられています。

糖質を制限すると糖質中心のエネルギー代謝が脂質中心に変わり、脂質を使いやすい体質になります。すると脂質から生まれるケトン体も増えてきて、それが脳のエネルギー源となってくれるのです。

◇糖質制限食で低血糖にはならない

続いて、糖質を制限すると低血糖になるのではないかという2つめの誤解にお答えします。結論から先に言うと、**スーパー糖質制限食でも、低血糖になることはありません。糖質制限食は、食後に血糖値が急上昇する高血糖を改善しますが、正常値以下に血糖値が下がることはないのです。**

空腹時血糖値の正常値は70～109mg/dlです。糖尿病のためスーパー糖質制限食を実施している私の血糖値は空腹時で100～120mg/dl、食後2時間後で120～130mg/dl前後です。

脳は血糖以外にもケトン体を使えますが、赤血球だけは血糖のみしかエネルギー源にできません。低血糖になると大変なので、カラダには空腹時でも血糖値を一定範囲内に保っておくシステムが2つあります。1つは肝臓が蓄えたグリコーゲンの分解によるもの。もう1つは「糖新生」です。その仕組みのおかげで、糖質を制限しても血糖値は正しく保たれています。

肝臓には、食事から取り入れたブドウ糖がグリコーゲンというかたちで蓄えられています。肝臓は、必要に応じて血糖値を保つためにグリコーゲンを分解して血糖として放出します。

糖新生は、グリコーゲンの分解に頼らず、体内で糖質を新たにつくり出す仕組み。乳酸、カラダのタンパク質を構成しているアミノ酸、脂質を分解してできるグリセロールから、肝臓や腎臓で糖質をつくり、血糖として提供しています。

眠っている間に低血糖に陥ったりしないのは、肝臓の糖新生により、血糖値が保たれているからです。食物吸収が終了した直後は、肝臓のグリコーゲン分解により血糖値を保ちます。食後数時間で糖新生に切り替わります。

脂質はカラダに何十kgでもためておけるため、単純計算で2か月分ほどの余力があります。海や山で不運にも遭難してしまい、まわりに水だけしかない状況下に数日以上おかれても、無事に元気で生還される方がいらっしゃいます。もし糖質を摂らないと低血糖になるのなら、こうした方々は低血糖でとっくに倒れてしまうのではないでしょうか。

生理的なケトン体値の上昇は危険ではない

糖質制限食では、脂質代謝がスムーズに進むようになります。そして、脂質の代謝物であるケトン体を脳などのエネルギー源として上手に使います。

通常の方でも26～122μM／ℓのケトン体が血液に含まれていますが、糖質制限食を行うとケトン体の濃度はその数倍以上になります。

これは脂質代謝の改善による生理的なケトン体値の上昇で、病的なものでも異常なものでもありません。

そのことをはっきり教えてくれるのが、小児科領域ではよく知られている難治性てんかんの「ケトン食治療」です。

難治性てんかんとは、通常のてんかんの治療では効果がなく、薬を飲んでもひきつけの発作が収まらないという難しい病気です。その治療に欧米で1920年代から現在まで90年近く続けられているのが、ケトン食治療なのです。

ケトン食治療では、総摂取カロリーの75〜80%を脂質から摂ります。スーパー糖質制限食では脂質から摂るカロリーは約56%ですが、それよりも厳しく糖質の摂取を制限するのです。糖質を制限して脂質摂取を増やすと、体内で脂質代謝が高まり、ケトン体が増えてきます。その結果、薬も効かない手強《てごわ》いてんかんの発作が収まるのです。

ケトン食治療の有効性は医学的に確立されていますが、てんかんの発作を抑えるメカニズムはまだ完全に解明されていません。ただし一部の例については、こんな説明ができると思います。

難治性てんかんの原因の1つに、脳細胞が血糖をうまく利用できないことが挙げられます。脳細胞は、血糖を運ぶ糖輸送担体「GLUT1」が細胞の表面に存在しているので、血糖をいつでも取り込めます。ところが一部の難治性てんかんの背景には、何らかの要因でこのGLUT1に機能不全があり、血糖が正しく利用できないケースがあるらしいのです。その結果、脳細胞のエネルギーが足りなくなり、てんかんの発作を起こしてしまうのです。

ケトン食治療で発作が起こりにくくなるのは、脳細胞が血糖の代わりに、ケトン体を利用することでエネルギー源が確保できるからだと考えられます。脳には異物の侵入を防ぐ「血液脳関門」という関所がありますが、血糖と同様にケトン体はこの関所を自由に出入りして脳のエネルギー源として利用されます。

ケトン食治療は、「脳はブドウ糖しか利用できない」という誤解へのはっきりした反証になります。またケトン食治療は90年近く続けられており、安全性は確立されています。ケトン体をわざわざ増やす治療法が存在するくらいなのですから、糖質制限食でケトン体が増えても不安に思わなくて良いのです。

◇病的なケトン体上昇と混同しない

糖質制限食によるケトン体値の上昇は生理的なもので、100%正常な反応です。しかし、病的な理由でケトン体が上昇する場合もあります。その1つが「糖尿病性ケトアシドーシス」という病気です。

糖尿病性ケトアシドーシスは、インスリンの作用の欠如に由来する、高度の代謝疾患状態です。

この病気では血糖を細胞に取り込ませて血糖値を下げるインスリンの作用が欠落し、血糖値が300～500㎎／dℓ以上の危険な高血糖となります。インスリンの効き目が落ちると、細胞は血糖が使えなくなります。

同時に糖尿病性ケトアシドーシスでは、インスリンとは逆に血糖値を上げるホルモンである「グルカゴン」「カテコールアミン」「成長ホルモン」などが過剰に分泌されます。これらのホルモンは脂質の分解を促すため、体脂肪から分解された遊離脂肪酸が血液中に増えてきて、遊離脂肪酸から肝臓でケトン体が過剰につくられます。その結果、ケトン体値が急上昇するのです。

ケトン体は酸性なので、ケトン体が異常に増えると普段はpH7・4（±0・05）の弱アルカリ性に保たれている血液が酸性に上昇する圧力が高まります。これがインスリン作用の欠落によるケトアシドーシスで、意識障害や呼吸不全の原因となります。

一方、インスリン作用が保たれているスーパー糖質制限食実践者の血液のケトン体値は一般的な基準値より高いですが、pHは7・35～7・45と正常数値内に保たれています。

糖尿病性ケトアシドーシスを起こす人の大半は、「1型糖尿病」です。

糖尿病には1型と2型があり、日本人の糖尿病の95%は生活習慣が原因でインスリンの分泌量が減ったり、効き目が落ちたりして起こる2型糖尿病です。これに対して1型糖尿病は何かの原因で、自分で自分の細胞を攻撃する「自己免疫疾患」がすい臓で起こり、インスリンをつくっているランゲルハンス島のβ細胞を壊して起こる病気です。自己免疫疾患には、この他、関節リウマチや甲状腺のバセドウ病などがあります。

1型糖尿病のシックデイ（感冒や肺炎などにかかった日）に糖尿病性ケトアシドーシスは起こりやすくなります。

このように糖尿病性ケトアシドーシスの背景には多くの場合1型糖尿病があり、異常な高血糖が起こります。正常な方はもちろん、インスリン作用がある程度残っている2型糖尿病の患者さんが糖質制限食を実践してケトン体が上昇しても、これは生理的な現象でありケトアシドーシスは起こりません。

脂質はしっかり摂っても健康を害さない

スーパー糖質制限食では総摂取カロリーの半分以上を脂質から摂りますから、これまでの食生活よりも脂質の摂取量は多くなります。摂った脂質が消費されやすい体質になるので何の問題もないのですが、脂質の摂り過ぎはカラダに悪いという先入観を持つ方からすると、「脂質摂取量が増えて大丈夫なのだろうか」という不安も出てくるでしょう。

脂質の摂り過ぎは、肥満、がん、心臓病などの生活習慣病のリスクを高めると一般には信じられています。厚生労働省の食事摂取基準でも、1日の総摂取カロリーに占める脂質からの摂取比率（脂肪エネルギー比率）は20～25%が望ましいとしています。

しかし、**多くの人が信じている脂肪悪玉説には確たる根拠はありません。**

たとえば、2006年、ハーバード大学の研究者ハルトンらは、高脂質食と心臓病の一種である冠動脈疾患の発生リスクに関する研究結果を世界的な医学誌『ＮＥＪＭ』（39ページ参照）に発表しました。

この研究は１９８０年にスタート。アメリカの女性看護師約８万人を対象に、20年間にわたり追跡調査を行うという大規模なものです。

２０００年までの結果を解析したところ、高脂質、高タンパク質、低糖質の食事をしているグループと、そうでないグループを比べた結果、心臓病に罹《かか》るリスクに差はありませんでした。

脂質は悪玉どころか、脂質摂取量が増えるほど寿命が伸び、生活習慣病に罹る割合が低くなるというデータもあります。

１９８３年、シネットらは世界１３７か国の男性のデータを解析した結果、１人１日当たり１２５ｇまでは、脂質消費量が多くなるにつれて平均寿命が長くなる傾向があることを発見しました。

１日の摂取カロリーを２０００㎉だとすると、スーパー糖質制限食ではその約56％、１１２０㎉前後を脂質から摂ります。脂質は１ｇ９㎉ですから、重さにして約１２４

・4g。125g以下ですから、平均寿命に対する悪影響は考えられないでしょう。

一部の日本人は脂質摂取量の増加を「食の欧米化」と呼び、あたかも諸悪の根源のように思っています。しかし、桜美林大学大学院老年学の柴田博教授が『ここがおかしい　日本人の栄養の常識』（技術評論社）という本でも指摘しているように、**日本人が世界一の長寿国になったのは脂質摂取量の増加が一因です。**

東京オリンピック後の1965年あたりから、高度経済成長と国民所得の上昇などにより、安価な米の消費が減り、高価な肉類や牛乳・乳製品の摂取量が増え始めました。その結果、脂質摂取量が増加しました。

脂質摂取量が少ない頃、日本人の死因のナンバーワンは脳卒中でした。1985年に発表されたハワイ在住の日系人を対象としたデータでも、脂質摂取量が1日40g未満になると、脳卒中での死亡率と総死亡率が極めて高くなることがわかっています。

脂質摂取量が少ない時代は、日本の平均寿命は欧米と比べてずっと低かったのですが、脂質摂取量の増加で脳卒中による死亡は急速に減ります。脂質摂取量は1980年頃までで頭打ちとなり、「食の欧米化」は収束して日本人の食生活に見事に同化します。その頃、脳卒中は死因の1位をがんに譲り、前後して日本人の平均寿命は世界一の座についたのです。

◇低脂肪食が健康に良い？

脂質の摂り過ぎは健康にマイナスだから、摂取量を抑えるべきだ。そうした低脂質信仰に痛烈なダメージを与える研究が、2006年、世界的な医学誌『JAMA』(35ページ参照）に掲載されました。

5万人弱の閉経後の女性を平均8年間、2群に分けて追跡調査。脂肪エネルギー比20%という低脂肪食＋野菜豊富な食事を続けてもらったグループは、乳がん、大腸がん、心臓病のリスクはそうでない対照群（脂肪摂取比率三十数%）と変わりがありませんでした。

さらに2007年、ハーバード大学のマリク博士らは、多数の研究論文を縦断的に解析した結果を医学雑誌に報告し「従来の脂肪制限食は減量における長期的有用性、および心臓血管病のリスク軽減に関しては否定的である」と結論づけています。

しかし、脂質悪玉説が蔓延している影響でしょうか、日本でもアメリカでも脂質摂取量は減り続けています。

日本では1997年をピークに脂肪エネルギー比は減少し、代わって糖質エネルギー比率は増加し続けています。熱量になるのは脂質、タンパク質、炭水化物（糖質）の3大栄養素なので、脂質と糖質は片方が増えると片方が減るというトレードオフの関係にあるからです。

脂質が悪玉なら、脂肪エネルギー比が減るとプラスの効果が得られるはずですが、中年男性の肥満や糖尿病は増え続けています。現在、日本人の成人の平均摂取カロリーは1日1876kcal。脂質摂取量は52・5g、脂肪エネルギー比は約25%となっています（平成21年国民健康・栄養調査）。

アメリカでも脂質エネルギー比は1971年に36・9%もありましたが、2000年には32・8%まで減少しています。代わりに糖質エネルギー比は42・4%から49・0%に増加。それなのに肥満率は14・5%から30・9%になりましたし、糖尿病患者

	1971年		2000年
脂肪エネルギー比	36.9%	→	**32.8%**
糖質エネルギー比	42.4%	→	**49.0%**
肥満率	14.5%	→	**30.9%**

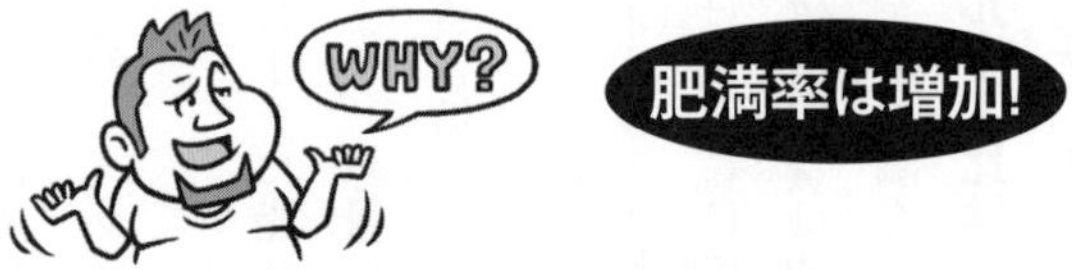

アメリカでは脂質を抑えても糖質が増え肥満が増加

も増え続けています（全米健康調査）。

悪玉なのは脂質ではなく糖質ではないのか？　そうした反省から2009年、アメリカ飲料協会（ABA）では、全米の公立小・中学校でカロリーと糖質の多い清涼飲料水の販売を全面停止します。

脂質を摂るときに気をつけたいのは量よりも質。96ページで触れたように、リノール酸とトランス脂肪酸を減らし、オレイン酸、α-リノレン酸、DHA、EPAを増やすように心がけてください。

ただし脂質の多い食事は、何らかの原因ですい臓に炎症のある方には向いていません。すい臓はインスリンを分泌するだけではなく、脂質を消化する酵素を分泌します。脂質の摂取が増えるとすい臓の負担が増えますから、すい炎のある方は糖質制限食を行わないようにしてください。

低GI食よりも糖質制限食が効果大

糖質制限食で糖質を制限するのは、急激な血糖の上昇によるインスリンの追加分泌を最小限に留めるため。しかし、糖質は含まれている食品により、消化吸収のスピードに大きな違いがあり、血糖値を上昇させるスピードに差があります。

こうした血糖値上昇の反応度合いを示すのが、GI（グリセミック・インデックス＝血糖指数）です。GIは、50gの糖質（ブドウ糖）を含む食品を摂取した際の血糖値の上昇率を、100として表示したもの。値が低くなるほど、食後の血糖値の上昇は緩やかになります。

GIの値は研究者により、ばらつきが大きいのですが、私がさまざまな文献を見比べた結果、デイビッド・メンドーサという研究者のサイト（http://mendosa.com/gilists.html）がもっとも信頼性とわかりやすさを兼ね備えているようです。

ＧＩの研究で知られるオーストラリアのシドニー大学では、70以上を高ＧＩ食品、56～69を中ＧＩ食品、55以下を低ＧＩ食品と定義しています。

メンドーサのサイトから主要な食品のＧＩをピックアップしてみると、白いパン75±2、炊いた白いご飯73±4、炊いた玄米68±4、うどん55±7、トウモロコシ52±5、バナナ51±3、スパゲティ49±2、茹でたニンジン39±4、ナチュラルヨーグルト19±5、茹でた大豆15±5となっています。

低ＧＩダイエットや低インスリンダイエットでは、「低ＧＩの食品は血糖値を急激に上げないので、肥満ホルモンであるインスリンが出にくく、ダイエットに向いている」という主旨の主張をしています。

しかし、**食後の血糖値の上昇度合いを左右するのは、ＧＩではなく、食べた食品に含まれている糖質の総量です。**

１ｇの糖質を摂取すると健康な人で血糖値は約０・９㎎／dℓ、血糖値が上がりやす

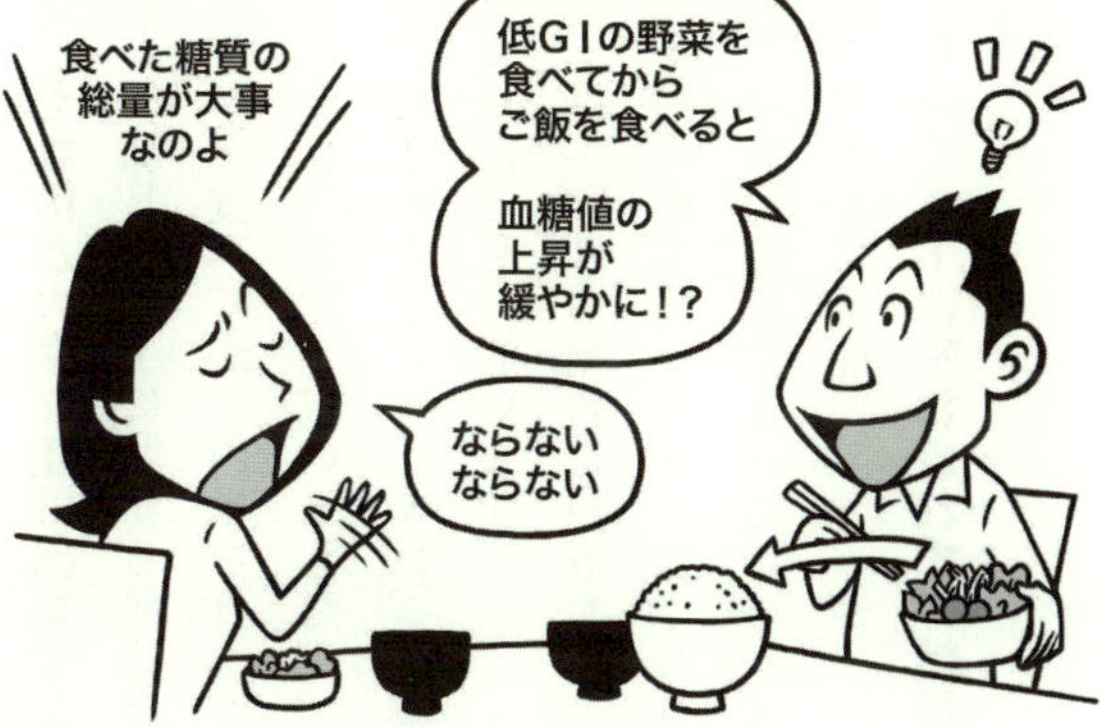
低GIの野菜を
食べてから
ご飯を食べると
血糖値の
上昇が
緩やかに！？
食べた糖質の
総量が大事
なのよ
ならない
ならない

低GIから高GIへと食べる順番を変えても大差なし

い私のような2型糖尿病の人で約3mg／dℓ、1型糖尿病の人では約5mg／dℓが上がります（いずれも体重64kgの場合）。

うどんやスパゲティのGIが白いパンや白いご飯より低いといっても、一度にたくさん食べれば血糖値は上昇して、インスリンの追加分泌が起こります。なお、うどんやスパゲティのような麺類のGIが低くなるのは、製造の過程で原料の小麦粉を物理的に圧縮しているためだと考えられます。

糖質の含有量が少ない野菜のGIは低いですが、このように**低GIの食品を先に食べてからGIの高い白いパンや白い**

ご飯を食べると、血糖値の上昇が緩やかになるという主張もあります。しかし、実際には、それほど大きな差は出ません。

私も参加したGIに関する研修会での発表で、オリーブオイルをたっぷりかけた野菜サラダを食べてから白米を食べた場合と、普通に白米を食べた場合で食後の血糖値の上昇度合いを比べていましたが、その差は少しでした。

なおGIの文献によっては、肉類のGIを掲げているものもありますが、その信憑度はゼロだと私は思います。

GIは「50gの糖質を摂取したときの血糖の上昇度合い」を見る指数です。たとえば、牛肉（和牛肩ロース）は100g中にわずか0・2gの糖質しか含んでいません。牛肉で50g分の糖質を摂るには一度に25kgの牛肉を食べる必要がありますが、そんな実験が果たして可能でしょうか。

ともかくGIに惑わされず、糖質の絶対量をカットするのが正解なのです。

高タンパク質食でも腎機能は低下しない

糖質制限食では、脂質とともにタンパク質の摂取も多くなります。通常は全摂取エネルギーにタンパク質が占める割合は15％ほどですが、スーパー糖質制限食ではその2倍以上の約32％になります。

タンパク質の過剰摂取は、腎臓機能の低下を招くと心配する方もいますが、実際はどうでしょうか。

脂質、タンパク質、糖質の3大栄養素のうち、脂質と糖質はエネルギー源となります。両者とも体内に貯蔵されますし、脂質の一部は細胞膜やホルモンなどの材料になりますが、最終的には水と二酸化炭素として排出されます。

それに対してタンパク質は筋肉、骨、内臓、血球、免疫細胞といったカラダそのものをつくっている栄養素です。その機能を十分に発揮するために、タンパク質はつねに分解と合成を繰り返す新陳代謝が活発に行われています。その過程で不要となった老廃物が出ますが、これを排出するのが腎臓です。

タンパク質の老廃物で、とくに問題なのはアンモニアです。アンモニアは毒性が強く、肝臓で安全な尿素に代謝されます。タンパク質の摂取が増えると産生される尿素も増えますが、適宜肝臓から排出されます。そして、水と一緒に腎臓から尿として排出されるのです。

腎臓の機能が正常ならば、タンパク質をたくさん摂ることで腎機能が低下するというエビデンス（科学的に根拠のある論証）はありません。厚生労働省の食事摂取基準でも、タンパク質摂取の上限（耐容上限量）は設定されておらず、その根拠として次のように書かれています。

「たんぱく質の耐容上限量は、たんぱく質の過剰摂取により生じる健康障害を根拠に設定されなければならない。しかし現時点では、たんぱく質の耐容上限量を策定し得る明確な根拠となる報告は十分には見当たらない。そこで、耐容上限量は設定しないこととした」（厚生労働省『日本人の食事摂取基準2010年版』）。

◇腎臓が悪い人は糖質制限食をしない

1968年にはワックマン&バーンスタインが、「高タンパク質食を摂取すると骨《こっ》粗《そ》鬆症《しょうしょう》になりやすい」という仮説（内因性酸仮説）を発表しました。

タンパク質の摂取が増えると、その代謝で生まれる酸を中和するために骨からカルシウムが溶け出し、骨粗鬆症になりやすいというのです。骨粗鬆症とは、骨を構成しているカルシウムなどが減ってスカスカになって弱くなり、骨折しやすくなった状態をいいます。男女比では1対3から1対4の割合で女性に多い病気です。

内因性酸仮説は十分に検証されずに長年一人歩きしていたのですが、ようやく2002年になり、この仮説をはっきり否定する論文が公表されました。

572人の女性と388人の男性（55～92歳）を4年間にわたり観察した結果、「動物性タンパク質の摂取量が多いほど、少なくとも成人女性では、統計的に意味のある差を持って、骨の健康に役立つ」というのです。さらに「植物性タンパク質の摂取量は、男女ともに骨のカルシウム量とは関係がなかった」そうです。**男女ともに、高タ**

ンパク質食で骨が弱くなることはないと考えて良いでしょう。

高タンパク質食が安全なのは、あくまで腎臓に異常がない人の場合です。すでに何らかの原因で腎機能が低下している人が大量にタンパク質を摂ると、腎機能障害が進行しやすいという報告もあります。

血液検査で腎機能障害がある人は、糖質制限食を行わないようにしてください。

第5章

そもそも人類は糖質制限食が基本

ヒトの生理システムは糖質制限食に適応している

ご飯、パン、パスタ、砂糖……。毎食のように糖質を摂っている人にとっては、糖質制限食は何か異常な食事法のように思えるかもしれません。**しかし、人類の食の歴史を考えてみると、糖質制限食が本来の姿であり、むしろ糖質を過食する現代の食生活が異常なのです。**

人類の食の歴史について、あらためて振り返ってみましょう。

アフリカで人類が誕生したのは、およそ400万年前のことだそうです。その頃、チンパンジーやゴリラなどと分かれて、アウストラロピテクス属、パラントロプス属、ヒト属など6属21種がそれぞれ独自の進化の道を歩むようになります。そして唯一、20万年ほど前に誕生したホモサピエンス（現生人類）だけが現存して繁栄しています。

考古学による遺跡・遺物などの資料から、これらの現生人類をはじめとする6属21種の人類すべては、狩猟、採集、漁労で生活をしていたことがわかっています。

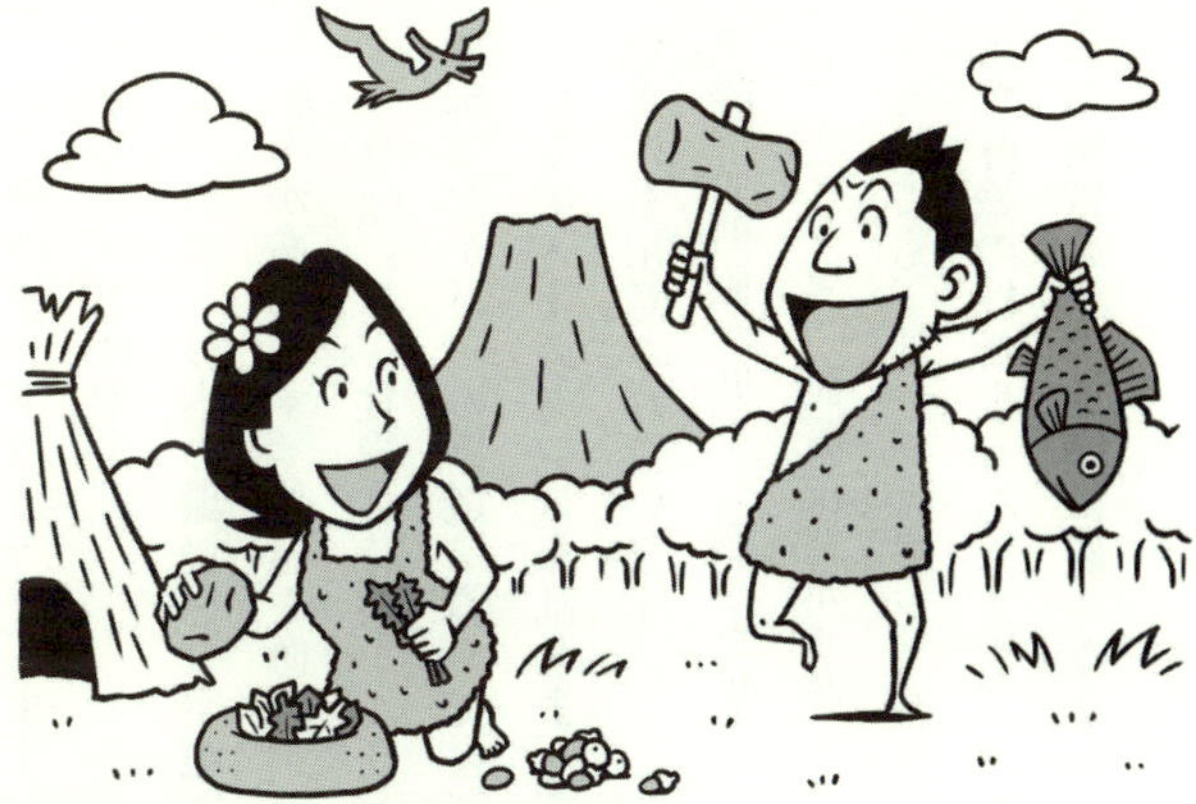

人類は400万年もの間、糖質とほぼ無縁だった

狩猟や採集で手に入る動物の肉、骨・骨髄、昆虫、野草、魚介類などは、糖質がほとんど含まれていないものばかり。運良く果物やナッツ類などから少量の糖質を得るチャンスもあったでしょうが、それは比較的稀なことだったでしょう。

糖質のほとんどない食事で、人類はおよそ400万年もの間過ごしてきたのです。ゆえにヒトのエネルギー代謝や生理は、糖質の少ない食事に適応するように進化してきました。

そのことを何よりも明快に示しているのは、他ならぬインスリンです。

インスリンは血糖値が増えると追加分

泌されて血糖値を下げようとしますが、ヒトのカラダで血糖値を下げる働きがあるのはインスリンだけです。

カラダには、体内の環境を一定範囲内に保っておくホメオスタシス（恒常性維持）の仕組みがあります。体温や血圧、そして血糖値が良い例で、健康な方なら空腹時70〜109mg／dℓ、食後2時間140mg／dℓ未満に収まるようになっています。

病院などが万一の停電に備えて自家発電装置やバッテリーを備えているように、カラダにもホメオスタシスを乱すような事態が起こった場合、それに対処する安全装置が幾重にも用意されています。

実際、血糖値が低下し過ぎた場合、血糖値を上昇させるホルモンには、「グルカゴン」「エピネフリン」「副腎皮質ホルモン」などがあります。どれかがうまく作動しないことがあっても、他のホルモンで補える体制になっているのです。

また肝臓の糖新生もあります。おかげで、糖質を食事から摂取しなくても、大量に蓄えた脂質をブドウ糖に変えながら、低血糖に陥らずに生きることができるのです。

◇ヒトは本来、糖質とは縁遠い

肺や腎臓が2つあるのは、生きていくうえで呼吸や血液の濾過《ろか》が非常に大切だからです。同様に血糖値を上昇させるバックアップシステムは複数用意されていますが、血糖値を下げるホルモンがインスリンしかないというのはどう考えても不自然です。インスリンを出すすい臓が弱ってダメになってしまったら、その代わりをする仕組みがなく、インスリンが完全に出せなくなったらヒトは死んでしまいます。

でも人類の食生活の基本がずっと狩猟と採集で、糖質を摂る機会がほとんどなく、高血糖に陥る機会が滅多にないと考えるとすんなり腑《ふ》に落ちます。

何度も繰り返すように血糖値を上げるのは糖質だけで、狩猟や採集で手に入る肉類や魚介類に多い脂質とタンパク質は血糖値を上げません。

ですから、狩猟と採集がメインの食生活を続けている以上、血糖値が急激に上がることはないのです。それが血糖値を下げる機構がインスリンしかない理由だと、私は思います。まれにしか起こらない異常事態に対して、幾重もの安全装置を用意するのは無駄だからです。

いまなら糖質はその気になればいつでも手に入りますが、本来糖質は滅多に手に入らない貴重な栄養素でした。

糖質は素早く血糖に変わり、手間なくエネルギー源に変わってくれる重要な栄養素です。ラッキーにも手に入りそうなら、何としてでも口にしたい食べ物。食べ物の味を左右する五味には、甘味以外にも、辛味、塩味、苦味、酸味がありますが、糖質含有量を反映する甘味は、人種や個人差を超えて万人が「食べたい！」と食欲をそそられる味わいです。

狩猟採集の時代でも「果物から糖質が手に入ったのではないか」と思われるかもしれませんが、それはたまにしかないことだったでしょう。その証拠に、果物に含まれる糖質「果糖」の代謝経路は他の糖質とかなり異なっています。

でんぷんや砂糖などはブドウ糖に変わり、血糖値を上げますが、果糖の場合、ブドウ糖に変わるのはごく一部。大半は肝臓で中性脂肪になります。

中性脂肪は飢餓に備えた備蓄エネルギーです。滅多にありつけないご馳走だからこそ、果物の果糖をすぐさま中性脂肪に変えるシステムが発達したのでしょう。

農耕が始まってから糖質中心食に

再三指摘するように、ブドウ糖は赤血球にとって唯一のエネルギー源です。そのため人体は、ブドウ糖だけはいつでも自由に体内で合成するシステム（糖新生）をつくり上げました。

脂質には必須脂肪酸、タンパク質を構成するアミノ酸には必須アミノ酸があり、それぞれ体内でつくり出せないため、食事から摂取する必要があります。だからこそ人類は400万年の間、狩猟と採集によって、脂質、タンパク質を中心とする食事をしてきたのです。ちなみに〝必須糖質〟というものはありません。

そうした食事のスタイルを終焉させたのが、農耕の始まりです。

人類が農耕を開始したのはいまから1万年以上前、場所は北シリアからヨルダン川にかけてのエリアだとされています。つくっていたのは小麦類です。小麦をつくり始めた場所は「ジェリコ」(Jericho) と呼ばれており、世界最古の町とされます。

農耕は中国が先行していたという説もあります。その説によると約1万4000年前、中国の長江流域で稲作が始まったといいます。その時代の代表的な遺跡としては、約1万2000年前の江西省万年県仙人洞遺跡があり、そこから稲の化石が発見されているそうです。

このようにして農耕が始まったといっても、最初はごく限られた地域で小規模に行われていただけでした。定説はありませんが、農耕が世界に広がって定着したのは、いまから4000年ほど前ではないでしょうか。

農耕を始める背景には、地球規模の気候変動があります。7万~1万年前を「ウルム氷期」といい、その後「間氷期」に入り、平均気温が上昇して地球は温暖化します。それに応じて糧としていた大型動物の生息エリアが変わったり、絶滅したりすることで、狩猟では十分な食糧を得ることが難しくなります。

一方で温暖な気候で植物が繁栄するようになり、種子や根茎《こんけい》、堅果《けんか》といった糖質を含む植物が貴重なエネルギー源となります。

その後7000〜8000年ほど前、一時的に寒冷化と乾燥化が進みます。仮説ですが、植物からの収穫が難しくなると、安定的な収穫を得るために人工的に植物を栽培して管理しようという発想が出てきます。これが農耕の本格化です。

農耕で得られる穀物の大きな特徴は、長期的な保存が可能だということ。小麦や稲は粒状のままで、小麦やトウモロコシなどは粉末に加工して乾燥させることで、食糧が得られない時期の食糧源になります。

こうして飢餓に対する備えが生まれると、養える人口が増えます。同じ面積で比べると、農耕では狩猟採集生活の20倍から100倍もの人が養えるそうです。農耕には豊富な水が必要ですから、大河のまわりなど水資源が豊かなところに居を構えた方が有利です。こうして人類は大規模な集落をつくって定住するようになりました。

つまり穀物、糖質を日常的に食べるようになったのは4000年ほど前のこと。400万年という人類全体の歴史から考えると1000分の1の時間に過ぎない、ごく最近の出来事なのです。

日本人は何を食べていたのか

日本には、中国から朝鮮半島を経由して稲作が伝来しました。伝来時期については諸説ありますが、だいたい2000~3000年前と考えられます。

それ以前の縄文時代、日本列島の住民たちは、狩猟、採集、漁労で日々の糧を得ていました。

縄文時代の遺跡から見つかる骨などから推察すると、肉類ではシカやイノシシ、カモやキジ、魚介類ではサケやカツオ、マグロ、ハマグリやアサリなどが食べられていたようです。

全土を覆う落葉広葉樹林や照葉樹林の豊かな森から得られる木の実も食糧源の一つでした。クルミ、クリ、トチ、ドングリなどです。また、山イモやユリネなどの根菜類も利用していたでしょう。これらには、ある程度の糖質も含まれます。

糖質制限食を「新縄文糖尿病食（SJT食）」と呼んだりしますが、これは糖質の少ない農耕以前の縄文時代の食事に内容が似ているからです。

その後伝来した稲作は、西日本から東日本へと少しずつ広がり、日本列島の食卓と社会を変えていくことになります。

人々が平地に定住し、水田がつくられ、外敵から守るために堀を巡らした大規模な環濠《かんごう》集落が生まれます。稲作で米が大量に収穫できるようになると、多くの人口が養えるようになり、やがて日本という国のかたちがつくられていきます。

主食のない食事は自然なこと

主食を抜く糖質制限食に最初は違和感を覚える方もいますが、主食という概念は農耕で穀物が大量に得られるようになって初めて生まれたものです。

日本をはじめとする東南アジアでは、米が主食。小麦を原料とする麺類や点心もよく食べられます。

インドからヨーロッパにかけては、小麦を原料とするパンや麺類が多く食べられています。そして中央アメリカから南アメリカにかけては、トウモロコシやイモ類も主食になります。

ところは変わっても、主食に肉類や魚介類などの主菜、野菜などの副菜を組み合わせるスタイルは大きく変わりません。

農耕、そして主食の誕生は、狩猟と採集による原始的な食事のスタイルを、現在のようなスタイルへ変革させるきっかけとなりました。

ですから、**そもそも主食のない食事、穀物を食べないことはヒトの生理システムにとっては自然なこと。**「**食事には主食が必要。主食を抜くと生きていけない**」**という誤った先入観のために、主食抜きに違和感を覚えるのでしょう。**

一方で、穀物を主食として毎日大量に食べる生活に、人類はまだ完全に適応できていません。

英国の権威ある栄養学のテキスト『ヒューマン・ニュートリション　基礎・食事・臨床2004』(邦訳は医歯薬出版刊、監修・細谷憲政）にも次のように書かれています。

「農業の発明以来、ヒトは穀物をベースとした食物を摂取するようになったが、進化に要する時間の尺度は長く、ヒトの消化管はまだ穀物ベースの食物に適応していない」(第10版、75ページ)

白米を食べるようになったのはごく最近

400万年の人類の歴史上、1万年ほど前から穀物を食べるようになったのは、大きな出来事でした。次に大きな出来事が、いまから200年ほど前に起こりました。小麦の精製技術がヨーロッパで開発されたことです。

それまで小麦は碾《ひ》き臼《うす》で製粉していましたが、小麦を取り巻いている胚芽《はいが》などを完全に取り除いて精製することはできませんでした。

ところが18世紀になり、何台ものローラーを並べて段階的にすり潰す方法が開発され、混じり気のない小麦粉がつくられるようになります。19世紀に入ると製粉方法はさらにアメリカで改良されて真っ白な小麦粉が碾けるようになり、精製機械が大量生産されて世界中で使われるようになります。

混じり気のない小麦粉に含まれているでんぷんは、未精製の状態よりも素早く体内に吸収されて、血糖値を一気に上げるようになります。

米の場合はどうでしょう。

日本人が白米を日常的に食べるようになったのは、江戸中期・元禄（1688～1704年）の頃とされています。これも人類400万年の長い歴史からすれば、ごく最近のことなのです。

裕福な江戸の町民は、白米を食べ過ぎて脚気《かっけ》に悩まされるようになります。精米により糠《ぬか》が含むビタミンB_1が欠乏したのが原因で、脚気は「江戸わずらい」と言われていました（実際は大坂や京都でも脚気は見られたそうです）。それでも地方の庶民たちの日常食は、雑穀混じりの玄米や麦米など。白米が今日のように手軽に食べられるようになったのは、第2次世界大戦後のことです。

血糖値から見た人類の食の3段階

人類の食生活は、血糖値の視点から見ると次の3段階にはっきり分けることができると思います。

①農耕の始まる前
②農耕開始以後
③精製炭水化物登場以後

①農耕の始まる前の約399万年間、食生活は狩猟や採集によるものが中心で、穀物を口にする機会はなかったのですから、人類は皆スーパー糖質制限食でした。

空腹時の血糖値が100mg／dlだったと仮定すると、食後の血糖値はせいぜい110〜120mg／dlほど。血糖値は10〜20mg／dl上昇するくらいなので、インスリンの追加分泌は、ほんの少ししか必要なかっただろうと考えられます。

②農耕開始以後、人々は穀物から日常的に糖質を摂取するようになります。すると100㎎／dℓほどの空腹時血糖値は、食後140㎎／dℓ程度まで上昇しますから、基礎分泌レベルの数倍から十数倍というインスリンの追加分泌が起こるようになります。以来、インスリンを分泌するすい臓のβ細胞は、それ以前の399万年に比べると、数倍から十数倍働き続けるようになります。血糖値の変動幅も、狩猟と採集で暮らしていた時代と比べると2倍に上昇しています。

③200年ほど前に小麦の精製技術が発明されて白いパンが登場すると、食後の血糖値は160～170㎎／dℓにまで上昇します。血糖値の変動幅は60～70㎎／dℓと3倍になり、インスリンがさらに大量に30～40倍レベル、分泌されるようになります。

血糖値を下げる働きはインスリンにしかないので、血糖値が上昇するたびにすい臓は必死にインスリンを出し続けます。それを40年も50年も続けるとついに疲弊し、インスリン分泌不全となり糖尿病となります。糖尿病になると、未精製の穀物を一人前食べても食後の血糖値は200㎎／dℓを超えます。これが、多くの現代人を悩ませている糖尿病の発症パターンです。

砂糖の登場も肥満と健康を害する一因に

主食のでんぷんと並び、血糖値を上げてインスリンの追加分泌を促すのが砂糖です。スイーツや清涼飲料水などに大量に含まれています。

喫茶店などでコーヒーを頼むと当たり前のように砂糖がついてきますが、砂糖はずっと人類にとって憧れの存在でした。

砂糖の原料となるサトウキビは南太平洋原産です。東南アジアからインドに伝わり、そこからペルシアやエジプト、中国へと広まりました。

紀元前4世紀、インドに遠征したアレキサンダー大王の軍隊は、サトウキビと砂糖に初めて出合い、「ハチの力を借りずに葦《あし》（サトウキビ）から取れる蜜がある」という驚きの記録を残しています。サトウキビと砂糖がヨーロッパに伝わるのは11世紀頃。

十字軍が持ち帰ったのが始まりだそうです。

穀物と同じように砂糖も初めは未精製のまま使われていましたが、13世紀になると元の皇帝フビライ・ハンがアラビアから最先端の製糖技術を導入。真っ白な砂糖がつくられるようになります。

大航海時代、砂糖は重要な貿易物資となり、ヨーロッパ諸国によりカリブ海沿岸諸国や南アメリカでサトウキビのプランテーション（大規模農園）が発達します。そして18世紀、甜菜《てんさい》（サトウダイコン）から砂糖をつくる方法がドイツで発見されます。19世紀になると真空結晶缶や遠心分離機の登場により、製糖技術が発達して白砂糖が大衆化します。

ちなみに日本に砂糖を伝えたのは、奈良時代の渡来僧である鑑真《がんじん》です。当初は薬用でした。日本でサトウキビから黒砂糖が本格的につくられるようになるのは18世紀に入ってから。庶民の口にも砂糖が入るようになったのは19世紀。日清戦争後、統治を始めた台湾で大規模な製糖産業が興ってからのことです。

こうして19世紀以後、白砂糖が世界各国で食卓を席巻しました。砂糖は穀物に含まれるでんぷんとともに血糖値を上げ、すい臓の負担を増やします。砂糖を大量に含む清涼飲料水やジャンクフードの氾濫は、近年その傾向に拍車をかけています。

再度『ヒューマン・ニュートリション　基礎・食事・臨床２００４』を引用しましょう。文中のグルコースとはブドウ糖のことです。

「デンプンや遊離糖に由来する『利用されやすいグルコース』は血漿《けっしょう》グルコース及びインスリン値の定期的な上昇をもたらし、糖尿病、冠状動脈疾患、がん、老化等、多くの点で健康に有害であることが強く指摘されている」

糖質の摂り過ぎが肥満のみならず、健康を害する危険性があることは、国際的にも認められている事実なのです。

ピマ・インディアンの教訓

ピマ・インディアンはアジアからアメリカ大陸にわたり、二手に分かれて、１つのグループは現在のアメリカのアリゾナ州、もう1つのグループはメキシコのメイコバという山岳地帯に定住しました。

メキシコ・メイコバのピマ・インディアンは、厳しい生活環境で昔と変わらない伝統的な生活スタイルをいまも保っています。農業と酪農を営み、中程度から重度の労働を週20時間ほど続けています。食事も豆類やイモ類やトウモロコシが主体の伝統的なものです。肥満も糖尿病もほとんど見受けられません。

アリゾナ州のピマ・インディアンも以前はメイコバの仲間と変わらないライフスタイルでしたが、1970年代から居留地で暮らし、白人と変わらない食生活をしています。ファストフードをはじめとする高カロリー、高糖質の食事です。運動量も週2時間ほどに減り、おかげで2000年代からは人口のおよそ半分が2型糖尿病、成人の90%近くが肥満になっています。

日本人も明治維新以降、少し国が豊かになり、明治、大正、昭和と米をたくさん食べる食生活をしてきました。しかしメイコバのピマ・インディアンと同じように運動量が豊富であり、筋肉細胞で血糖をつねに使う生活をしていましたし、糖尿病や肥満は少なかったのです。

現代の日本では肉体労働は少なくなり、歩行時間も減り、運動量が極端に少なくなっています。それなのに精製された炭水化物（白いパンや白米）を大量に食べる食生活を続けていると、アリゾナのピマ・インディアンのように肥満と糖尿病がますます増える結果を招きかねないのです。

長期的にも安全な糖質制限食

私が理事長を務める高雄病院が糖質制限食を始めたのは、１９９９年のことでした。以来、糖尿病の治療やダイエットに対して大きな成果を挙げていますが、「短期的なデータは揃っているとしても、長期的に見ると健康などへの悪影響があるのではないか？」と心配する方もいます。

これまで見てきたように、糖質制限食こそがヒトの本来の食事で、農耕が始まるまで399万年間続けていたのですから、長期的に見ても問題があるとは思えないのですが、それでも納得しない方にはイヌイットの伝統的な食生活についてあらためて知っていただきたいと思います。

イヌイットはアラスカ、カナダ北西部、グリーンランドの極寒地に暮らしています。寒過ぎて穀物も野菜も栽培できないため、短い夏の間に採れる山菜、コケモモの実、海藻類などを除いて、ほとんどの食糧を狩猟による獲物や魚類に頼っていました。その結果、スーパー糖質制限食と同様の高脂質、高タンパク、低糖質の食生活を4000年近くも続けてきました。

獲物は陸ではカリブー（トナカイ）、海ではアザラシやクジラなどの海獣（海洋性哺乳類）。イヌイットたちはこれらの獲物を解体すると、火を使わずに生のまま食べていました。野菜や果物の代わりに、獲物の肉や内臓を生食することでビタミンやミネラルを補っていたのです。

1960年代、デンマークのダイアベルグ博士は、デンマーク領グリーンランドのユマナクという小さな村で、イヌイットについての調査・研究を行いました。

その結果、驚くべきことが判明しました。

デンマーク人とイヌイットでは、食事の摂取カロリーに占める脂質由来のエネルギーの割合（脂肪エネルギー比）は40～50％とほぼ同じでした。ところが、デンマーク人の虚血性心疾患（心臓病）による死亡率が約35％だったのに対して、イヌイットではわずか5％に留まっていたのです。

当時の医学の常識では、高脂質の食事を続けていると、心臓病などの血管性の病気が多くなると考えられていましたから、この報告は衝撃的でした（とはいえ第4章で触れたようにこれは事実ではありません）。

加えてデンマーク本土へ移住したイヌイットの虚血性心疾患による死亡率は、デンマーク人と変わらなかったことから、グリーンランドのイヌイットたちの虚血性心疾患による死亡率の低さは遺伝子的体質ではなく食生活に由来すると推定されました。

研究を進めると、イヌイットに少ないのは虚血性心疾患だけではないことがわかってきました。脳梗塞や心筋梗塞のように血栓《けっせん》（血の固まり）から起こる病気、動脈硬化のように血管に異変が起こって生じる病気、がん、そして糖尿病といった生活習慣病に罹《かか》る割合が軒並み極めて低かったのです。ちなみに彼らの死因の第1位は、狩猟時などの不慮の事故でした。

脂質とタンパク質が中心で、糖質の摂取は極めて少量。人類が399万年間続けていた食生活を4000年も続けてきたイヌイットに生活習慣病の発症が少ないことからも、糖質制限食の長期的な安全性は保証されていると思います。

◇糖質の摂取でがんや肥満が増えたイヌイット

イヌイットが生活習慣病になりにくいのはなぜか。研究者が注目したのは、エイコサペンタエン酸（ＥＰＡ）でした。

イヌイットの血が固まりにくいことから血液を分析してみると、血を固まりにくくするＥＰＡがデンマーク人よりもはるかに多かったのです。

ＥＰＡはサバやマグロといった魚に含まれる油ですが、これらの魚を食べるアザラシなどの海獣にも多く含まれています。このことから、アザラシや魚類などをよく食べるイヌイットの血液中にEPAが豊富だったのです。

ＥＰＡは血を固まりにくくしてさらさらにする他、血液中の総コレステロール値を下げ、善玉といわれるＨＤＬコレステロールを増やします。

このようにイヌイットの伝統的な食生活のメリットは従来、ＥＰＡとの関わりのみで説明されてきましたが、私は糖質を総摂取カロリーの12％ほどしか摂らないという事実にスポットを当てています。

というのも、糖質摂取が少なかった時代には見られなかった病気が、イヌイットが糖質の摂取を始めてから目に見えて増えてきたからです。

イヌイットが糖質を大量に摂るようになるのは、１９２０年代になってから。毛皮の買いつけを目的としたハドソン湾会社などの交易企業がカナダ北西部に進出し、食生活が徐々に西欧化します。そして「バノック」と呼ばれる無発酵の小麦パンが日常食として定着します。

50年代からはアルコール、ジャンクフード、タバコなどがイヌイットの社会に流入するようになります。狩猟と採集を中心にキャンプ地を点々と移動しながら暮らす生活も60年代には終焉。定住化が進みます。93年、カナダ最古の名門マギル大学の先住民栄養環境研究センターの調査によると、いまではイヌイットの若者たちは、ハンバーガー、ピザ、ポテトチップス、コーラなどを好み、摂取カロリーの大半が糖質を大量に含むジャンクフードでした。

他の民族が1万年ほどかけて経験した食生活の変化を、イヌイットはわずか半世紀ほどの間に急ぎ足で体験することになります。その結果、肺がん、大腸がん、乳がん、糖尿病、肥満などが西欧社会よりも増加するという皮肉な結果を招くことになりました。

2008年にイギリスの権威ある医学雑誌『ランセット』にイヌイットとがんに関する論文が掲載されました。それを要約すると「20世紀初頭にはイヌイットには欧米型のがんはほとんど存在しないと信じられてきたが、食生活や社会生活などのライフスタイルの変化とともに、徐々に欧米型のがんが増えていった」と報告されています。

テーラーメイドのダイエット

医学界では近年、「テーラーメイドの治療」が注目を集めています。

テーラーメイドとは紳士服の注文仕立てのこと。テーラーメイドの治療とは、既製服のように誰にも同じ治療を施すのではなく、一人ひとりの体質や病状に応じてもっとも効果の高い治療を選択することを意味します。

ヒトが持っている全遺伝子（ヒトゲノム）が解析されて以来、遺伝子レベルで一人ひとりの体質を捉える試みが進んでいます。薬や治療法には、体質によって副作用が強く出過ぎたり、効果に差が出たりします。あらかじめ体質がわかっていれば、その人に適した最良の治療を施せるようになります。

医療界と同じように、食生活においても一人ひとりの体質、病状、嗜好に合わせたテーラーメイドの食事療法（Tailor Made Diet）が必要になります。

糖尿病やメタボリックシンドロームのリスクが高い肥満の人には、糖質制限食がべ

ストの選択となります。

次の章で詳しく見るように糖質制限食は健康面にも効果がありますが、だからといって全人類が糖質を制限すると68億もの人口を養えなくなります。穀物の大量生産が始まって人口爆発が起こったことからわかるように、限られた耕地でより多くの人にカロリーを提供するには糖質が効率的なのです。

したがって糖尿病や肥満、メタボリックシンドロームのリスクがない人、成長期の子どもや若者は厳格な糖質制限食を実践する必要はないでしょう。精製度が低い玄米や全粒粉パンなどを適量主食にして、魚介類や野菜をしっかり食べて、適量の肉類を摂る玄米魚菜食が良いと思います。

オリーブオイルが好きな人は、魚介類、野菜をたっぷり摂る地中海式の食事もおすすめです。

食生活全般に対しては、以下に掲げる高雄病院の「食生活十箇条」を参考にしてください。

食生活十箇条

❶ 主食は玄米、全粒粉パンなどの精製度の低い穀物を選ぶ。量は運動量に応じて。
❷ 白パン、白砂糖などの精製炭水化物の摂取を極力減らす。
❸ 味噌、漬け物、納豆といった発酵食品をきちんと食べる。
❹ 飲み物からカロリーを摂らない。水、番茶、麦茶、ほうじ茶などで水分補給。
❺ 魚介類はしっかり食べ、肉類は適量を摂る。
❻ 季節の野菜や海藻類をしっかり食べ、旬の果物も適量摂る。
❼ オリーブオイル、EPAやDHAといった魚油などの油脂は積極的に摂る。
❽ 牛乳は極力減らし、乳製品はチーズやプレーンヨーグルトを適量摂る。
❾ できる限り化学合成添加物が入っていない安全な食事を選ぶ。
❿ 食事は楽しく、ゆっくり、よく嚙んで。
風土に合った伝統食を重視するスローフードを実践する。

糖尿病になってしまったら、玄米魚菜食や地中海式の食事でも血糖値が上がって症状が進行しますので、糖質の摂取を減らし、24ページの「糖質制限食十箇条」を守るようにして心がけてください。

第6章

糖質制限食で健康になる

カロリー制限で糖尿病は良くならない

糖質制限食は、そもそも糖尿病治療のために開発された食事療法です。

日本では「糖尿病が強く疑われる人」と「糖尿病の可能性を否定できない人」を合わせると2210万人に上ると推定されます。

私自身、2002年に発覚するまでまるで気がつきませんでしたが、糖尿病は進行するまで痛みなどの自覚症状はありません。また、通常の健康診断のみでは判定しにくいケースもあります。「糖尿病なんて自分には関係ない」と思わないで、この章で糖尿病との関わりを切り口に、糖質制限食の健康効果について知ってください。

糖質制限食が生まれた背景には、従来の糖尿病の食事療法に対する大いなる疑問がありました。

日本糖尿病学会では、糖尿病の患者さんに対してカロリー制限を指導しますが、糖質については制限しません。1日の摂取カロリーは男性1600～1800kcal、女性

1400~1600kcalで、そのうち糖質から60%のカロリーを摂るように推奨しています。糖質制限どころか高糖質食です。

さらに1回15~30分、1日2回の運動を推奨します。1日の運動量としては歩数にすると約1万歩、消費エネルギーにして160~240kcal。これを週3回以上の頻度で実施するのが望ましいとしています。

日本糖尿病学会では「2型糖尿病においては、運動の急性効果、慢性効果は確立している。1型糖尿病においては、血糖値のコントロール改善に対する運動の有効性は、必ずしも確立されてはいない。体力の保持・増進、ストレス解消など生活の質の改善には良い」としています。

しかし**糖尿病の人は糖質を制限しない限り、いくらカロリーを制限し、運動をしても、糖尿病がひどくなる危険性があります。**

このことを明らかにしたのが、九州大学医学部による福岡県糟屋郡久山町での研究です。九州大学医学部では、久山町の住民の協力で1961年から長年にわたり疫学的研究を続けてさまざまな成果を挙げてきました。

糖尿病の食事療法、運動療法の効果を確認するための研究が始まったのは１９８８年のこと。日本糖尿病学会の食事療法に従い、高糖質のカロリー制限食と運動療法を徹底的に指導しました。

直前の検診によると久山町の男性の15％、女性の９・９％が糖尿病と診断されていました。ところが、食事療法と運動療法を14年間続けた結果、２００２年には男性の23・６％、女性の13・４％が糖尿病と診断されました。糖尿病とその予備軍を合わせると男性59・９％、女性41・３％。結局、糖尿病の発症予防どころか反対に大幅に増えるという大失敗の結果となったのです。

糖質制限へのパラダイムシフト

糖尿病を発症した人は、そうでない健常な人と比べて、糖質を摂取した場合、血糖値が異常に高くなります。

126ページで触れたように、1gの糖質で健常者の血糖値は約0・9mg/dl上がります。それに対して2型糖尿病の患者の血糖値は約3mg/dl、1型糖尿病では約5mg/dl上がります。ご飯茶碗1杯の白米（150g）には約55gの糖質が含まれていますから、2型糖尿病の人の血糖値を約165mg/dl上昇させることになります。

糖尿病ではインスリンの作用不足があり、糖質を処理して血糖を下げるシステムが破綻しています。血糖値を上げるのは糖質のみですから、必要なのはカロリー制限ではなく糖質制限なのです。

欧米の糖尿病治療では、すでにカロリー制限から糖質制限あるいは糖質管理へとパラダイムシフトが起こりつつあります。

欧米では、糖尿病食の選択肢の1つとして糖質管理食（カーボハイドレイト・カウンティング）が定着しています。これは3食ともに主食を食べることを前提に、糖質の量をきっちり計算するという食事療法です。ことに1型糖尿病では、糖質管理食が第1選択肢になっています。

アメリカの糖尿病の食事療法では、糖質管理食の他に、高糖質（カロリー比60%）

のカロリー制限食、糖質・脂質の規定がないオリーブオイル豊富な地中海食、そして糖質制限食の4つを選択肢に挙げています。

米国糖尿病協会（ADA）の食事療法のガイドラインの変遷を1950年から時系列で並べてみます。％表示は、総摂取カロリーに対する比率です。炭水化物は、糖質と食物繊維を合わせたもので、食物繊維にはカロリーはありませんし、血糖値も上げません。

1950年　脂質40％、タンパク質20％、炭水化物40％

1971年　脂質35％、タンパク質20％、炭水化物45％

1986年　脂質30％以下、タンパク質12～20％、炭水化物60％以下

1994年　脂質規定なし（ただし飽和脂肪酸を10％以下にする）、タンパク質10～20％、炭水化物規定なし

94年以降は、炭水化物と脂質のカロリー比に対する規定はなくなりました。そして最新の2008年のADAの栄養勧告は、炭水化物（糖質）をモニタリングすることは血糖値のコントロールを達成するためのカギとなる戦略であり、糖質を日常的、継続的に点検することを強く推奨しています。とくに「減量が望まれる糖尿病患者には低カロリー食、または低糖質食によるダイエットが推奨される」としています。

◇糖質制限食は妊婦さんにも安全

インスリンが初めて抽出されたのは1921年のこと。それまでの糖尿病治療は、低糖質食が主体でした。

実際、糖尿病学の父といわれるエリオット・P・ジョスリン博士がまとめた糖尿病治療のバイブル『ジョスリン糖尿病学』の1916年版では、脂質70%、タンパク質10%、炭水化物20%の糖質制限食を推奨していました。ジョスリン博士が設立したハーバード大学医学部付属ジョスリン糖尿病センター（ボストン）は糖尿病治療の最先端の病院に発展しています。

しかし、インスリン注射による血糖値のコントロールが可能になると、糖尿病の食事療法は低糖質食から高糖質食へ徐々に転換されて、1986年には60％になったのです。一方、2005年に出た『ジョスリン糖尿病学』では炭水化物の摂取量を総カロリー比の40％にすることを推奨し、再び糖質を減らす方向にシフトしています。

ところで、カリフォルニア在住の日本人女性が私のブログ『ドクター江部の糖尿病徒然日記』(http://koujiebe.blog95.fc2.com/)に寄せてくれたコメントによると、現在のアメリカでは妊娠糖尿病に対しても低炭水化物食をすすめることが多いようです。

この方は29歳で地元の総合病院に勤務。妊娠後に産婦人科医と糖尿病専門医の診断を受けたところ、妊娠糖尿病と診断され低炭水化物食を指導されたそうです。そして無事に赤ちゃんを産み、出産後は正常に戻ったそうです。

考えてみると農耕開始以前の人類は399万年間、糖質制限食で妊娠、出産、授乳、子育てを行ってきたわけですから、糖尿病の妊婦さんも糖質制限食で安全に出産できて当たり前。この女性以外にも、私のブログの読者には糖質制限食で妊娠から子育てまでを元気にこなしている方が、何人もいらっしゃいます。

糖質制限食は糖尿病の画期的治療法

日本の糖尿病治療には、いくつかの問題点があると私は思います。

食事療法はいまだにカロリー制限優先で、危険な食後の高血糖を引き起こす高糖質食（カロリー比60％）を推奨しています。

血糖値を上げる食事をすすめておきながら、「経口血糖降下剤（ＳＵ剤）」で血糖値を下げようとするのは、疲弊したすい臓にさらにムチ打つような行為です。

糖質の分解を阻害して血糖値の上昇を緩やかにする「α-グルコシダーゼ阻害剤」は比較的副作用は少ないですが、効果も限定的。インスリン注射は１日３～４回も打つ必要があり、手間隙がかかりますし、高単位のインスリンはがんやアルツハイマー病が増えるなどのリスクがあります。

さらにカロリー制限を主に高糖質食を摂取しながら、内服薬やインスリン注射で血糖値を下げると、かえって総死亡率が増えるという恐ろしいパラドックスがあります。

2つの大規模臨床試験からそんな衝撃的な事実が明らかになったのは、2008年に行われたアメリカ糖尿病学会での報告でした。

「ACCORD」という試験ではアメリカとカナダで1万251例、「ADVANCE」という試験ではアジア、オセアニア、北米などで、1万1140例のハイリスク糖尿病患者を対象として厳格な血糖値の管理を行い、5年間の追跡調査をしました。

その結果、どちらの試験でも糖尿病による大血管障害の合併症の予防効果はありませんでした。それどころかACCORDでは、厳格に血糖値を管理していた群の総死亡率が、通常の血糖値管理を行っていた群を上回り、わずか3・4年で緊急中止に追い込まれてしまいました。

ACCORDで総死亡率が上昇したのは、薬物で急速に血糖値だけを下げる治療を行うことで、生体に何らかのひずみが生じた結果ではないかと推察されます。**糖質の摂取を減らさずに血糖値を無理やり下げると、低血糖になったり高血糖になったりと、血糖値が乱高下を起こしてカラダに大きなストレスが加わるのです。**

また、インスリンや「アクトス（チアゾリジン誘導体）」といった体重増加作用のある薬物を多用したために平均体重が増加し、これが血管障害のリスクが下がらなかった一因である可能性も考えられます。

高雄病院での糖尿病治療実績

糖質制限食では血糖値は急速に改善しますが、脂質をはじめとする代謝全体が良くなるので生体にひずみが生じません。

薬物を使用しないか、使用してもごく少量なので、薬物による体重増加はなく、血糖の乱高下も低血糖の危険も極めて少ないのが特徴。むしろ、糖質制限食による体重減少が期待されます。

内服薬にもインスリン注射にも頼らない糖質制限食による糖尿病治療を高雄病院で始めたのは1999年からですが、これまで延べにして1400人ほどの方が治療を受けています。そのうち約450人は入院、治療されました。

高雄病院以外では同様の治療が受けにくいこともあり、患者さんは北海道から九州までほぼ全国からいらっしゃいます。アメリカ、フランス、スペイン、タイ、フィリピン在住の日本人の患者さんが入院されたこともあります。

入院をして1日3食のスーパー糖質制限食を食べていくと、経口糖尿病薬を使わずに、食後の血糖はリアルタイムに下がります。

血糖は、血液中で酸素を運んでいる赤血球のタンパク質（ヘモグロビン）にくっつきます。これが「HbA1c」で、HbA1c値6・1％以上が糖尿病です。赤血球は4か月ほどで入れ替わりますが、全赤血球に対するHbA1c値は過去1〜2か月の血糖値の平均を表しています。

来院する方の過半数はHbA1c値7％以上ですが、2週間くらい入院すると、ほとんどの方が正常な血糖値になります。2型糖尿病で、すい臓の働きが落ちてインスリン注射をしている方でも、3週間ほどの入院で20％ほどは注射を打たなくても良くなるまでに回復します。注射を打つ方でも、その量は3分の1ほどになります。

残念ながら10〜20％ほどの方々は、退院後、糖質制限が続かずに脱落されます。せっかく入院して食後の血糖値もＨｂＡ１ｃ値も下がったのに、一人では糖質制限食が続けられないために再入院される方もなかにはいらっしゃるのです。しかし、２型糖尿病も１型糖尿病も糖質制限食を実践する限りは必ず改善します。

糖尿病で怖いのは、糖尿病性腎症などの合併症です。その予防のために、糖質制限食では次の４つの目標を掲げています。

①空腹時血糖値126mg／dℓ未満（さらには110mg／dℓ未満）
②食後2時間血糖値180mg／dℓ（さらには140mg／dℓ未満）
③理想的には食後1時間血糖値180mg／dℓ未満
④HbA1c値6・5％未満（さらには5・8％未満）

食後の高血糖が血管を傷つける

糖質が大量に含まれる通常の食事をすると、食後に血糖値が急上昇します。これが

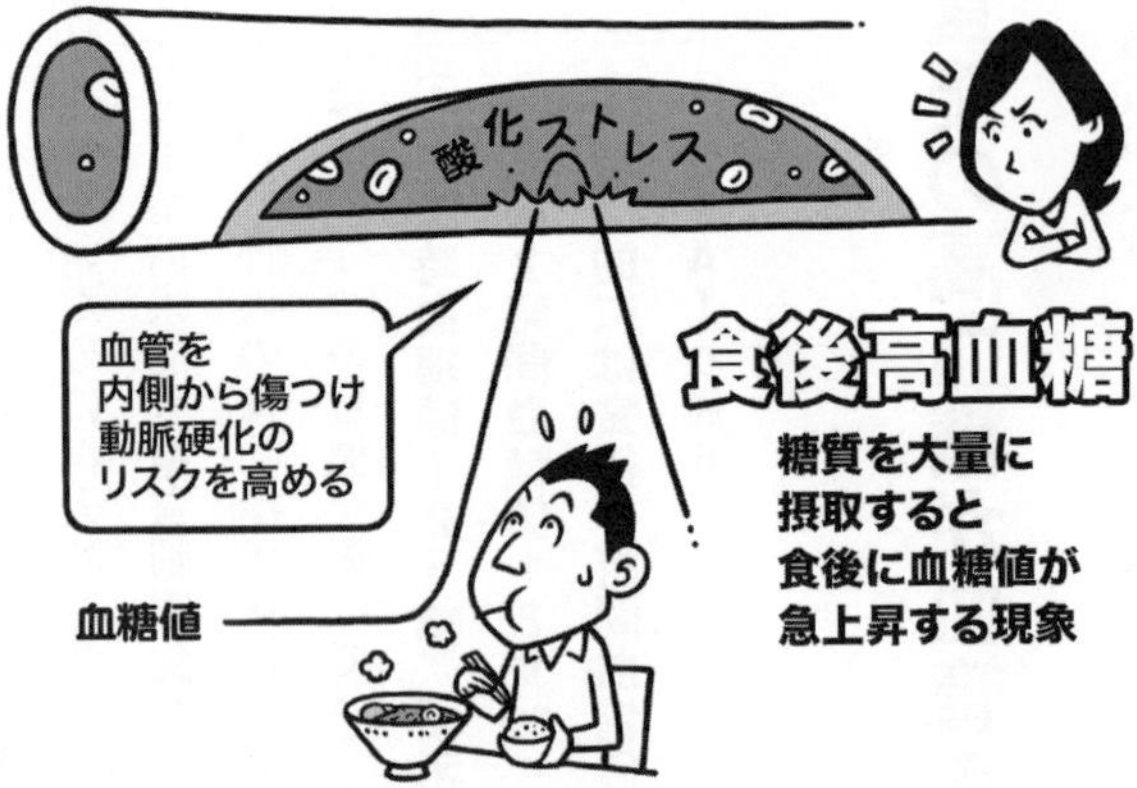
酸化ストレス
血管を
内側から傷つけ
動脈硬化の
リスクを高める
食後高血糖
糖質を大量に
摂取すると
食後に血糖値が
急上昇する現象
血糖値

食後高血糖が血管を内側から傷つける

「食後高血糖」です。糖尿病の人は血糖を下げる力が弱いので、空腹時血糖値が１００～１２０㎎／dℓでも、ご飯やパンを食べると食後の血糖値は２００～３００㎎／dℓに跳ね上がります。

食後高血糖は、血管を内側から傷つけ、動脈が硬く脆《もろ》くなる動脈硬化のリスクを高めます。

　血管を傷つける大きな要因は「酸化ストレス」です。これは活性酸素などによるもので、細胞膜や細胞核のＤＮＡが傷害されます。吸った酸素の２～３％は活性酸素に変化するといわれており、活性酸素が発生すること自体はごく自然なこと。カラダには活性酸素などを無害化する酵素があり、酸化ストレスに対する抗酸化作用を発揮します。

普段は酸化ストレスと抗酸化作用のバランスは取れていますが、食後高血糖がこの均衡状態を崩します。**高血糖だと活性酸素が多く生まれ、さらに活性酸素を処理する機能も低下するため、抗酸化作用を上回る酸化ストレスが加わり、血管をつくる細胞の細胞膜やDNAが傷ついてしまうのです。**

1回当たりの傷は小さなものでも、数年から10年以上にもわたり、食事のたびに、食後高血糖を引き起こして血管を傷つけていると、やがて動脈硬化が進み、心筋梗塞や脳梗塞の引き金となります。

日本で食後高血糖のリスクを明らかにした研究に、山形県最上郡舟形町で行われた疫学研究、通称「舟形町研究」があります。

舟形町研究では、糖尿病と健常者の中間に当たる「境界型」の方々を2群に分けて観察しました。空腹時血糖値は高いものの食後血糖値はさほど高くない群と、空腹時血糖値は高くないものの食後血糖値が高い群を5年間追跡調査。すると、食後血糖値がさほど高くないタイプでは心筋梗塞になる確率は健常者に近かったのに、食後高血糖のタイプでは糖尿病患者と変わらない確率で心筋梗塞が起こっていたのです。

グルコース・スパイクの怖さ

食後血糖値が高く、空腹時の血糖値と食後の血糖値の差が大きいことを「グルコース・スパイク」といいます。スパイク（Ｓｐｉｋｅ）とは、サッカーや野球のシューズのソールに付けられる突起のこと。食後２〜３時間だけスパイクのかたちのように鋭く血糖値が上昇し、また平素のレベルまで下がる様から名付けられました。

食後高血糖に加えてこのグルコース・スパイクがあると、血糖値が乱高下して血管への酸化ストレスを増大させます。

ヒトのカラダには体内環境を一定範囲内に保とうとするホメオスタシスという働きがありますから、血糖値に限らず、血圧などが大きく変動すると、まるで静かな湖面に石を投げ込んで波紋を起こすように恒常性を乱し、波紋を静かに収めて恒常性を回復させるために無駄な労力を要します。

このことは動物実験ですでに証明されています。糖尿病のラットを2群に分け、1つの群では24時間少しずつエサを食べさせて血糖値を250～300㎎／dℓと高い状態を保ちました。もう一群では1日2回だけエサを与えて、血糖値を空腹時は100㎎／dℓ、食後は250㎎／dℓにしてグルコース・スパイクが起こるようにしました。

すると高血糖をずっと維持したグループよりも、グルコース・スパイクを起こしていたグループの方が、動脈などの大血管の障害が多く見られたのです。

大きな血糖値の変動が血管を傷つけるならば、小さな血糖値の変動でも少なからず血管が傷つく可能性があると私は思います。

糖尿病でない健常な人でも、白米や白いパンのように高度に精製された炭水化物や砂糖たっぷりのスイーツを食べると、糖尿病患者のように鋭いカーブは描かないとしても、血糖値は急激に上がります。これを私は「ミニ・スパイク」と呼んでいます。

ミニ・スパイクが人体に危険だと仮定すると、経験的にしか説明できなかった「玄米菜食」の効果が理論的にわかるようになります。

日本では古くから玄米菜食の健康効果が知られています。玄米と野菜だけではEPAやDHAなどの脂肪酸、ビタミンB_{12}などが不足しますから、実際はこれに魚介類を加えた「玄米魚菜食」が安全です。

高雄病院でも糖質制限食を始める以前、1984年から食事療法に玄米魚菜食を取り入れていました。玄米魚菜食は、いろいろな病気の改善に役立ちます。その理由として、精製された穀物や砂糖を避け、糖質の少ない野菜の摂取が増えることで血糖値の上下動が穏やかになり、ミニ・スパイクが生じにくくなることが挙げられます。

同様に「マクロビオティック」や「ゲルソン療法」なども未精製の穀物と菜食を推奨しており、玄米魚菜食と同様の健康効果が見られます。

マクロビオティックは日本の桜沢如一氏、その弟子の久司道夫氏らが海外で広めた食生活法で、玄米や雑穀、野菜や豆類を基本として、白い砂糖を使わないという特徴があります。ゲルソン療法とは、マックス・ゲルソンというドイツ人医師が考案したがんに対する独自の食事療法で、大量の野菜ジュース、未精製の穀類、果物を中心としながら、無塩食、油脂と動物性タンパク質の制限を行います。

玄米魚菜食などで食後の血糖値の上昇を140㎎／dℓまでにしておくと、血管への傷害はありません。このように食前・食後の血糖値の差を小さくし、恒常性を保つことが各食事療法の有効性につながったと私は考えています。

高糖質の弊害「ＡＧＥ」とは？

最近では高血糖で生じる「ＡＧＥ」による害が注目されるようになりました。

ＡＧＥ（Advanced Glycation End-product）とは、タンパク質と糖質が結びついた物質。日本語では「終末糖化産物」と呼ばれます。

高血糖が続くとカラダを構成しているタンパク質に糖質がくっつきます。付着した糖質の一部は変成して「アマドリ化合物（変性ブドウ糖）」となり、このアマドリ化合物と糖質が結合するとＡＧＥが生まれます。

血管の壁は、弾力性に富んだ「コラーゲン」や「エラスチン」などのタンパク質からなりますが、ここにAGEが付着すると弾力性がなくなり、脆くなります。

こうしたAGEによる害を防ぐために白血球の一種である「マクロファージ」が出動。マクロファージにはAGEを探知するアンテナが備わり、AGEを捕食します。その際、コラーゲンなどのタンパク質も一部、一緒に壊してしまうため、マクロファージはそこを修復するためにコラーゲンなどの増殖因子を出します。こうしてコラーゲンが過剰にできると、血管の正常な機能が失われるのです。

AGEは糖尿病の主要な合併症である「糖尿病網膜症」「糖尿病腎症」の原因となることがわかっています。網膜や腎臓の小さな細い血管でAGEが蓄積して詰まると、糖尿病網膜症で失明したり、糖尿病腎症で人工透析が必要になったりします。

◇高血糖の記憶が合併症を招く

高血糖による糖尿病の合併症が起こるメカニズムに「高血糖の記憶」(ハイパーグ

リセミック・メモリー）という概念があります。これは「過去の高血糖のレベルとそれにさらされた期間が記憶としてカラダに残り、糖尿病の合併症を進める」という考えです。

カラダを構成しているタンパク質は分解と合成を繰り返す新陳代謝でつねに入れ替わっていますが、血管壁を構成するコラーゲンの寿命は最大10年程度と長く、この間に高血糖で生まれたＡＧＥが蓄積するのです。

高血糖の記憶の存在を示唆するこんな試験があります。アメリカで1型糖尿病の患者を対象に行われた大規模臨床試験「ＤＣＣＴ」、そのフォローアップ試験である「ＥＤＩＣ-ＤＣＣＴ」です。

ＤＣＣＴでは1型糖尿病の患者を通常の治療群と、より厳格に血糖値管理を行う強化治療群に分けて、平均6・5年間追跡調査しました。さらにＥＤＩＣ-ＤＣＣＴではは通常治療群にも強化治療を行い、両群を11年間追跡調査しました。つまり、ＤＣＣＴからＥＤＩＣ-ＤＣＣＴまで一貫して強化治療を行った群、通常治療からＥＤＩＣ-ＤＣＣＴで強化治療に切り替えた群の2グループを比較したのです。

その結果、ＥＤＩＣ-ＤＣＣＴの開始から3～4年で両群のＨｂＡ１ｃの平均値がほぼ同レベルになったにもかかわらず、11年間の心筋梗塞、脳卒中、心血管疾患による相対死亡リスクは継続強化治療群の方が約57％低いという結果が出ました。

これはＥＤＩＣ-ＤＣＣＴで途中から強化治療に切り替えた群では、ＤＣＣＴ時代に通常治療で高血糖にさらされたことが高血糖の記憶として残り、それが借金のように蓄積して合併症を招いたと推定されます。

糖尿病の患者さんにとっては、糖質制限食をいち早くスタートさせて高血糖をカラダに記憶させないことが、糖尿病の合併症を避ける近道です。

ＡＧＥは食品にも含まれており、糖質を加熱すると褐色に変わるメイラード反応で生成量が増えていきます。食品に含まれるＡＧＥが人体に有害かどうかについては、まだ結論が出ていない段階です。日本の糖尿病専門医のほとんどは、食品由来のＡＧＥは無害と考えています。

糖質制限食がメタボを解消する

糖質制限食を続けると、食後の高血糖やグルコース・スパイクがなくなり、脂質を優先的に代謝する体質に変わり、体重が落ちてきます。脂質を代謝しやすくなると、血液中の中性脂肪が減り、ＨＤＬコレステロールが増えてきて、肥満が解消します。

これらの効果は２００６年、食事療法の専門誌である『アメリカン・ジャーナル・オブ・クリティカルニュートリション』に掲載された論文でも確認されています。逆に従来の高糖質食は「ＨＤＬコレステロールを減らし、中性脂肪を増やして肥満を悪化させる」と指摘されています。

糖質制限食は、メタボリックシンドローム（メタボ）の解消にも効果があります。

日本動脈硬化学会によれば、メタボは内臓脂肪をため過ぎた内臓脂肪型肥満に、糖尿病、高血圧、脂質異常症といった生活習慣病の危険因子が重なったもの。内臓脂肪の蓄積具合を示すへその高さで測る腹囲径が男性で85㎝以上、女性で90㎝以上あり、糖尿病、高血圧、脂質異常症のうち2つ以上が該当する場合、メタボと診断されます。
内臓脂肪は「アディポサイトカイン」というホルモンのような物質を出しています。アディポサイトカインには善玉と悪玉がありますが、内臓脂肪型肥満になって内臓脂肪の脂肪細胞が巨大化すると、善玉が減り、悪玉が増えるようになります。その結果、体内の代謝が乱れてメタボになるのです。

メタボの背景には白いご飯やパン、砂糖といった精製炭水化物の「頻回・過剰摂取」があります。

精製炭水化物を摂り過ぎるとブドウ糖のミニスパイクが起こり、すい臓によるインスリンの追加分泌が起こります。糖質を摂り、そのたびにインスリンが出ると、摂取した糖質がインスリンの作用で脂肪細胞に蓄えられるため、内臓脂肪型肥満となるのです。つまり、この根本要因は精製炭水化物の頻回・過剰摂取なのです。
内臓脂肪型肥満が続くと、悪玉アディポサイトカインなどの影響でインスリンの効き目が落ち、血糖値が下がりにくくなる「インスリン抵抗性」が起こります。するとすい臓はより多くのインスリンを分泌して血糖値を下げようと頑張ります。かくてインスリンがつねに血中にあふれている「高インスリン血症」になってしまいます。

すい臓が元気なうちはインスリン抵抗性があっても高血糖にならずに済みますが、その状態を10年以上続けるとすい臓が疲弊してインスリンの分泌力が低下し、血糖値が下がりにくくなります。これが2型糖尿病なのです。

同時に内臓脂肪型肥満では中性脂肪も増えてコレステロールの状態も悪化し、「脂質異常症」が起こります。血液中の中性脂肪や小粒子LDLコレステロール、酸化されたLDLコレステロールが増えると血管が硬く脆くなり、高血圧が進みます。こうして糖尿病、脂質異常症、高血圧を併発するメタボに陥るのです。

メタボは長い時間をかけて動脈硬化を進めます。動脈硬化が原因で起こる心臓病と脳卒中は、日本人の死因の2位と3位を占めています。

糖質制限食にすると、代謝全般が改善されてメタボの指標がすべて良くなります。

糖質制限食は、日本人の死因の1位を占めるがんの予防にも効果を発揮します。なぜなら、肥満はがんのリスクファクターでもあるからです。

2007年、世界がん研究基金とアメリカがん研究協会により、7000以上の研究を根拠に『食べ物、栄養、運動とがん予防』が報告されました。

それによると、大腸、食道、すい臓、腎臓、子宮内膜、乳房という6つのがんに対して、肥満で発症リスクが高まるとしています。また、胆嚢《たんのう》がんについても「肥満はおそらく発がんリスクを高める」としています。

伝統的な糖質制限食を続けていた時代のイヌイットにこうした西欧型がんがなかったという事実（155ページ参照）も、糖質制限食によるがん予防効果を裏付けるものだと私は考えます。

おわりに

満腹糖質制限ダイエットは、いかがでしたでしょうか。このダイエット法のキーワードは、「糖質制限」だけ。面倒なカロリー計算などは一切不要です。あまりに簡単なので「ずぼらダイエット」と呼ばれることさえあるほどです。

「簡単なのはいいけれど、糖質を摂らなかったら低血糖になりませんか？」とツッコミが入りそうですが、本書で繰り返し述べてきた通り、肝臓の「糖新生」でいつでもブドウ糖をつくっているので低血糖にはなりません。まったく問題はないのです。

さて本書で初めて糖質制限食の内容を知った方は、きっとびっくりされたことでしょう。「脂肪はしっかり摂っていいので、糖質だけ減らそう」という糖質制限食の基本スタンスは、従来のダイエットの常識と真っ向から対立するものだからです。

1999年、当時院長を務めていた私の兄（江部洋一郎）が高雄病院に初めて糖質制限食を導入したとき、実は私も非常識でとんでもない代物と無視していました。

以前、私の糖尿病の患者さんが血糖値560㎎／dℓ、HbA1c値14・5％という重症で入院されました。早速カロリー制限食を始めてもらいましたが、1週間たっても食後血糖値は400㎎／dℓ以上と、あまり改善が見られません。

そこで、ものは試しにと糖質制限食を導入。すると、食後血糖値はその日から180㎎／dℓを超えることはなくなり、劇的に改善したのです。3か月後には、内服薬もインスリン注射もまったくなしでHbA1c値6・2％と、これも劇的に改善。目から鱗が落ちた思いで、これをきっかけに糖質制限食を研究することになりました。

その翌年（2002年）には、私自身が糖尿病と発覚したことから、さらに徹底的に研究を進めたところ、糖質制限食は糖尿病だけでなく肥満やメタボリック・シンドロームをはじめとして、さまざまな生活習慣病に効果があることを確信しました。さらに「脂肪悪玉説」「カロリー至上主義」「脳のエネルギー源はブドウ糖だけ」のいずれも根拠のない神話に過ぎず、明確な間違いであることも確信しました。

たとえば、2006年の米国医師会誌に掲載された論文に、脂肪を総摂取カロリー比20％まで制限しても心血管疾患、乳がん、大腸がんのリスクはまったく減少しないことが確認されたとあります。さらに2008年の『ニューイングランド・ジャーナル・オブ・メディシン』に掲載された論文で、脂肪制限食と糖質制限食の効果を比較検討した結果、糖質制限食が体重を減少させ、HDLコレステロールを増加させたことが明らかになりました。また医学の教科書『ハーパー・生化学』には、脳が脂肪酸の代謝産物であるケトン体をエネルギー源とすることが明記されています。

常識の壁とは恐ろしいもので、これらの明確な証拠があっても、100人中99人の医師や栄養士が、いまだに「脂肪悪玉説」「カロリー至上主義」「脳のエネルギー源はブドウ糖だけ」という根拠のない神話を信じているのです。

糖質制限食というと「風変わりな食事」というイメージかもしれませんが、実は人類本来の自然な食事なのです。

人類はほぼ400万年、狩猟・採集により肉や魚、木の実などを主食にしてきました。つまり、われわれ人類は糖質制限食が基本となっているのです。農耕が世界に広がって定着したのはつい約4000年前のことで、それから主食が穀物（糖質）へと変化しました。糖質が主食となったのは、人類400万年の歴史からすれば、わずか

1000分の1の期間に過ぎないのです。

人類の栄養・代謝・生理は、すべて糖質制限食に適応するように進化してきていますし、妊娠・出産・子育て・日常生活も糖質制限食の中で行われてきました。糖質制限食と高糖質食、どちらが人類にとって自然な食事なのかは言うまでもありません。

糖質制限食という人類本来の食事を実践することで、肥満や糖尿病といったさまざまな生活習慣病が改善するのも、当たり前といえば当たり前なのです。

本書が読者の皆さんのダイエット、そして健康に役立てば幸いです。

2011年6月

高雄病院理事長・医師　江部康二

糖質制限食1週間レシピ

2011年現在、高雄病院で入院患者さんに提供しているスーパー糖質制限食の朝・昼・夕の1週間のメニューです。1日の摂取カロリーを1600kcal程度に設定しています。昼食の摂取カロリーが夕食より多いのは、豆乳とチーズの分です。豆乳とチーズはその日のうちに摂取してもらえばいいので、各患者さんが適宜3時のおやつにしたり、夕食に回したりしています。女性用に1200kcal/日のレシピもあります。ぜひ、日々の献立づくりの参考にしてください。

1日目

	料理名	材料名	分量 (g)	カロリー (kcal)	タンパク質 (g)	脂質 (g)	糖質 (g)
朝	ローカーボパン	ローカーボパン	60	401	25.3	23.2	13.4
	バター	(小)バター	7				
	炒り卵	卵	60				
		淡口	2				
		油	1				
	ねり胡麻和え	白菜	80				
		あたりごま	5				
		濃口	2				
	スープ煮	ブロッコリー	50				
		むきタマネギ	20				
		ウインナー	20				
		コンソメ	1				
		淡口	1				
	トマトジュース	トマトジュース	160				
昼	納豆	きざみ納豆	50	701	52.3	44.7	13.3
		濃口	3				
		辛子	0.3				
	揚げ高野の旨煮	高野豆腐	10				
		油	10				
		カリフラワー	80				
		にんじん	20				
		豚肉	30				
		淡口	5				
		ゆず	1				
	たこ胡	胡瓜	50				
		青しそ	0.5				
		たこ	20				
		生姜	3				
		淡口	2				
		酢	5				
	とり照焼	鶏もも	60				
		濃口	3				
		酒	1				
		油	0.3				
		キャベツ	50				
		淡口	2				
	チーズ	6pチーズ	18				
	無調整豆乳	無調整豆乳	200				
夕	味噌汁(温)	味噌	10	492	40.5	29.7	10.2
		ダイコン	30				
	豚肉のハーブ焼	豚もも	50				
		塩	0.5				
		白ワイン	1				
		バジル	0.02				
		タイム	0.05				
		油	0.3				
	ソテー	むきタマネギ	50				
		ほんしめじ	20				
		ベーコン	20				
		塩	0.4				
	ミニトマト	ミニトマト	20				
	煮物	ダイコン	40				
		厚揚げ	75				
		ちりめん	3				
		濃口	2				
	鮭の照焼	銀鮭60g	60				
		濃口	3				
		油	0.2				
	青菜の煮浸し	小松菜	80				
		油揚げ	7				
		濃口	3				
	合計			1594	118.1	97.6	36.9

2日目

	料理名	材料名	分量(g)	カロリー(kcal)	タンパク質(g)	脂質(g)	糖質(g)
朝	ローカーボパン	ローカーボパン	60	421	25.9	25.7	12.3
	バター	(小)バター	7				
	カレーソテー	豚ミンチ	20				
		キャベツ	30				
		ニンジン	10				
		カレー粉	0.1				
		油	1				
		濃口	2				
	ゆで卵	卵	60				
	グリーンサラダ	キャベツ	30				
		胡瓜	20				
		アスパラガス冷凍	20				
		ロースハム	15				
		オリーブ油	6				
		酢	5				
		塩	0.4				
	トマトジュース	トマトジュース	160				
昼	炒り卵	卵	60	638	52	40.6	10
		ツナ缶	25				
		ほうれんそう	40				
		淡口	3				
		油	0.5				
	からすかれいの照り焼き	からすかれい	60				
		濃口	3				
		油	0.2				
	辛子和え	小松菜	70				
		辛子	0.3				
		白ごま	1				
		濃口	2.4				
	スープ煮	白菜	40				
		ほんしめじ	20				
		ニンジン	10				
		むき玉葱	30				
		むきえび	20				
		ベーコン	10				
		コンソメ	1				
		淡口	2				
	煮物	焼き豆腐	50				
		豚肉	30				
		チンゲンサイ	60				
		淡口	4				
	チーズ	ベビーチーズ	15				
	無調整豆乳	無調整豆乳	200				
夕	味噌汁(温)	味噌	10	542	43.7	33.3	11.5
		油揚げ	7				
		緑豆もやし	30				
	照り焼き	黒めばる	60				
		濃口	3				
		油	0.3				
	紅生姜	生姜	7				
		梅酢	3				
	和え物	白菜	80				
		ほんしめじ	20				
		白ごま	1				
		濃口	2				
	湯豆腐	絹ごし豆腐	100				
		濃口	3				
		みつば	3				
	豚肉のソテー	豚肉	80				
		キャベツ	60				
		濃口	4				
		油	0.5				
	サラダ	カリフラワー	50				
		ロースハム	20				
		マヨネーズ	15				
		合計		1601	121.6	99.6	33.8

3日目

	料理名	材料名	分量 (g)	カロリー (kcal)	タンパク質 (g)	脂質 (g)	糖質 (g)
朝	ローカーボパン	ローカーボパン	60	466	27.1	30	13.2
	バター	(小)バター	7				
	煮浸し	緑豆もやし	60				
		油揚げ	7				
		淡口	3				
	いり卵	卵	60				
		ウインナー	20				
		塩	0.4				
		油	0.3				
	カレー汁(糖)	油揚げ	7				
		むきタマネギ	30				
		ニンジン	5				
		ベーコン	15				
		カレー粉	0.03				
		淡口	6				
	トマトジュース	トマトジュース	160				
昼	胡麻和え	小松菜	70	680	47.1	45.8	12.8
		あたりごま	3				
		淡口	2				
	鶏肉のやわらか揚げ	鶏もも	50				
		酒	1				
		濃口	2				
		おいしい大豆	5				
		油	7				
		キャベツ	30				
		胡瓜	20				
		濃口	4				
		酒	3				
		生姜	7				
		白ごま	2				
		ねぎ小口	4				
	けんちん煮	絹ごし豆腐	100				
		油揚げ	10				
		ニンジン	20				
		ダイコン	40				
		ごま油	1				
		濃口	4				
	炒め煮	まいたけ	40				
		ニンジン	20				
		豚肉	50				
		油	1				
		塩	0.4				
		こしょう	0.01				
	チーズ	6pチーズ	18				
	無調整豆乳	無調整豆乳	200				
夕	味噌汁(温)	味噌	10	457	39.5	22	17.3
		キャベツ	30				
	海老団子との煮物	むきえび	60				
		絹ごし豆腐	20				
		淡口	1				
		かたくり粉	2				
		生姜	3				
		卵	5				
		ねぎ小口	4				
		大根	80				
		小松菜	30				
		ニンジン	30				
		絹ごし豆腐	50				
		酒	1				
		濃口	6				
	辛子和え	わけぎ	60				
		油揚げ	10				
		辛子	0.3				
		濃口	3				
	鯖の照焼	鯖	60				
		濃口	3				
		油	0.2				
		ダイコン	50				
	卵とじ	はくさい	50				
		油揚げ	7				
		ニンジン	10				
		卵	60				
		淡口	3				
	合計			1603	113.7	97.8	43.3

4日目

	料理名	材料名	分量(g)	カロリー(kcal)	タンパク質(g)	脂質(g)	糖質(g)
朝	ローカーボパン	ローカーボパン	60	427	20.4	29.2	13
	バター	(小)バター	7				
	レタスのソテー	レタス	50				
		ベーコン	10				
		塩	0.3				
		油	0.1				
	サラダ	キャベツ	40				
		ツナ缶	15				
		オリーブ油	5				
		酢	5				
		塩	0.4				
	キノコのスープ	ほんしめじ	20				
		えのきたけ	20				
		トマト	30				
		ベーコン	20				
		バター	1				
		コンソメ	1				
		塩	0.5				
	トマトジュース	トマトジュース	160				
昼	開きサンマの焼魚	開きサンマ	90	661	52.3	40.6	13.2
		油	0.6				
	おろし	ダイコン	40				
	肉豆腐	豚肉	40				
		木綿豆腐	100				
		ニンジン	20				
		濃口	5				
	味噌汁(温)	味噌	10				
		ダイコン	30				
		ニンジン	10				
		油揚げ	10				
		ねぎ小口	3				
	納豆	きざみ納豆	50				
		ねぎ小口	3				
		濃口	2.5				
	チーズ	ベビーチーズ	15				
	無調整豆乳	無調整豆乳	200				
夕	味噌汁(温)	味噌	10	521	35.4	34.2	10.3
		わかめ	1				
	プレーンオムレツ	卵	60				
		バター	2				
		ロースハム	10				
		あさつき	5				
		クリーム乳脂肪	10				
		塩	0.5				
		ピューレ	10				
		濃口	1				
	ほうれんそうソテー	ほうれんそう	70				
		塩	0.3				
		油	0.5				
	共煮	白菜	100				
		ニンジン	10				
		油揚げ	7				
		濃口	3				
	高野のさっと煮	高野豆腐	10				
		ニンジン	20				
		淡口	3				
	とり照焼	鶏むね肉	80				
		濃口	3				
		酒	1				
		油	0.5				
		トマト	50				
	合計			1609	108.1	104	36.5

5日目

	料理名	材料名	分量(g)	カロリー(kcal)	タンパク質(g)	脂質(g)	糖質(g)
朝	ローカーボパン	ローカーボパン	60	402	25.5	24.1	11.4
	バター	(小)バター	7				
	金平風	ひじき	3				
		油揚げ	5				
		ダイコン	20				
		ニンジン	10				
		濃口	4				
		油	0.3				
	ハムエッグ	卵	60				
		塩	0.3				
		ロースハム	20				
		油	0.3				
	ゆでブロッコリー	ブロッコリー	50				
		マヨネーズ	7				
	トマトジュース	トマトジュース	160				
昼	ぶりの照焼	ぶり	60	670	61.2	35.4	17.5
		濃口	3				
		油	0.2				
		トマト	50				
	八宝菜	豚肉	40				
		むきえび	20				
		ニンジン	20				
		干ししいたけ	1				
		いか	20				
		白菜	80				
		たけのこ水煮	30				
		ねぎ	20				
		淡口	6				
		油	0.3				
	おろしあえ	ダイコン	60				
		大豆	15				
		胡瓜	20				
		ニンジン	10				
		淡口	2				
		塩	0.1				
		酢	5				
	あさり入りマーボー豆腐	木綿豆腐	100				
		あさりむき身	30				
		ねぎ小口	10				
		干ししいたけ	1				
		濃口	4				
		トウバンジャン	0.1				
	チーズ	6pチーズ	18				
	無調整豆乳	無調整豆乳	200				
夕	味噌汁(温)	味噌	10	534	45.5	29.7	14.1
		白菜	30				
	鰆の幽庵焼	さわら	60				
		ゆず	10				
		濃口	3				
	お浸し	わかめ	2				
		胡瓜	30				
		濃口	2				
		糸かつお	0.1				
	湯豆腐おろしかけ	絹ごし豆腐	100				
		ダイコン	30				
		なめこ	10				
		淡口	5				
	牛肉のソテー	牛肉	50				
		むきタマネギ	60				
		ニンジン	20				
		濃口	4				
		油	1				
	厚揚げのそぼろ煮	厚揚げ	75				
		豚ミンチ	30				
		ねぎ小口	5				
		生姜	3				
		濃口	4				
	合計			1606	132.2	89.2	43

6日目

	料理名	材料名	分量(g)	カロリー(kcal)	タンパク質(g)	脂質(g)	糖質(g)
朝	ローカーボパン	ローカーボパン	60	434	29.3	25.1	14.1
	バター	(小)バター	7				
	卵とじ	キャベツ	40				
		むきえび	20				
		卵	30				
		油	0.5				
		淡口	3				
	冷奴	絹ごし豆腐	100				
		オリーブ油	4				
		バジル	0.01				
		濃口	2.5				
	豆乳スープ	えのきたけ	30				
		バター	2				
		無調整豆乳	100				
		ベーコン	5				
		塩	0.7				
	トマトジュース	トマトジュース	160				
昼	照り焼き	ほっけ	60	661	55.9	38.1	17
		濃口	3				
		油	0.3				
	肉豆腐	牛肉	60				
		絹ごし豆腐	150				
		ニンジン	20				
		むきタマネギ	60				
		糸こん	20				
		濃口	6				
		油	0.3				
	味噌汁(温)	味噌	10				
		油揚げ	7				
		はくさい	30				
		絹ごし豆腐	20				
	和え物	ダイコン	40				
		わかめ	1				
		ツナ缶	30				
		淡口	2				
	ねり胡麻和え	ほうれんそう	60				
		あたりごま	5				
		濃口	2				
	チーズ	ベビーチーズ	15				
	無調整豆乳	無調整豆乳	200				
夕	味噌汁(温)	味噌	10	499	37.6	29.2	15.1
		ダイコン	30				
	ガーリック豆腐ステーキ	木綿豆腐	150				
		油	0.3				
		濃口	4				
		にんにく	0.3				
		ブロッコリー	30				
		黄ピーマン	20				
		ミニトマト	10				
	卵とじ	むきタマネギ	50				
		ニンジン	10				
		卵	40				
		素焼きあなご	10				
		淡口	4				
	赤魚の煮魚	赤魚	60				
		ダイコン	50				
		酒	1				
		濃口	5				
	サラダ	キャベツ	50				
		ロースハム	20				
		マヨネーズ	10				
	合計			1594	122.8	92.4	46.2

7日目

	料理名	材料名	分量(g)	カロリー(kcal)	タンパク質(g)	脂質(g)	糖質(g)
朝	ローカーボパン	ローカーボパン	60	442	26.8	27.1	12.2
	バター	(小)バター	7				
	ぜんまいの煮物	ぜんまい	50				
		油揚げ	7				
		ニンジン	10				
		濃口	4				
	炒り卵	卵	60				
		ロースハム	20				
		淡口	2				
		油	0.1				
	大根サラダ	ダイコン	50				
		ニンジン	5				
		ツナ缶	15				
		オリーブ油	5				
		酢	5				
		塩	0.3				
	トマトジュース	トマトジュース	160				
昼	サラダ	キャベツ	50	655	46.3	43.2	14.3
		ベーコン	15				
		マヨネーズ	10				
	焼き鳥	鶏むね肉こまぎれ	40				
		レバー	30				
		むきタマネギ	50				
		ピーマン	30				
		緑豆もやし	40				
		油	0.5				
		濃口	6				
		酒	1				
	もずくの酢の物	もずく	40				
		ながいも	20				
		生姜	3				
		淡口	2				
		酢	5				
	鮭のムニエル	銀鮭	60				
		塩	0.3				
		バター	3				
		ブロッコリー	50				
		濃口	1				
	チーズ	6pチーズ	18				
	無調整豆乳	無調整豆乳	200				
夕	味噌汁(温)	味噌	10	510	40.7	28.6	15.3
		むきタマネギ	30				
	したびらめの卵焼	骨なししたびらめ	60				
		酒	1				
		淡口	3				
		卵	10				
		あさつき	3				
		油	0.5				
	レタスのマヨネーズ和え	レタス	20				
		マヨネーズ	15				
	ミニトマト	ミニトマト	20				
	煮物	ダイコン	50				
		焼き豆腐	50				
		淡口	4				
		ゆず	1				
	穴子の煮物	素焼き穴子	40				
		ごぼう	30				
		濃口	3				
	そぼろ煮	むきタマネギ	30				
		鶏ミンチ	40				
		絹ごし豆腐	100				
		淡口	4				
		合計		1607	113.8	98.9	41.8

巻末資料 2

食品糖質量リスト

食品に含まれる糖質量の一覧表です。1人前の常用量に含まれる糖質量と100g当たりの糖質量を示しています。糖質1gが、2型糖尿病の人の血糖値を約3mg、1型糖尿病の人の血糖値を約5mg上昇させます。いずれも体重64kg換算ですので、（仮にですが）体重が半分の32kgの方ならそれぞれ6mg、10mg上昇させるという計算になります。これを基準にスーパー糖質制限食では1回の食事の糖質摂取量を10～20g程度に抑えて、食後高血糖を防ぐことを目指します。ぜひ、糖質制限食を実践する際の参考にしてください。

食品糖質量 01

	食品名	常用量(g)	カロリー(kcal)	糖質(g)	100g当たり糖質量(g)	目安	備考
でんぷん類	玄米	170	595	120.4	70.8	炊飯器用カップ1	
	精白米	170	605	130.2	76.6	炊飯器用カップ1	
	胚芽精米	170	602	125.8	74.0	炊飯器用カップ1	
	玄米ご飯	150	248	51.3	34.2	1膳	
	精白米ご飯	150	252	55.2	36.8	1膳	
	胚芽米ご飯	150	251	53.4	35.6	1膳	
	全粥(精白米)	220	156	34.3	15.6	1膳	
	五分粥(精白米)	220	79	17.2	7.8	1膳	
	重湯(精白米)	200	42	9.4	4.7	1膳	
	玄米全粥	220	154	32.1	14.6	1膳	
	餅	50	118	24.8	49.5	切り餅1個	
	赤飯	120	227	48.8	40.7	茶碗1杯	
	きりたんぽ	90	189	41.2	45.8	1本	
	ビーフン	70	264	55.3	79.0	1人分	
	食パン	60	158	26.6	44.4	6枚切1枚	1斤=約360〜400g
	フランスパン	30	84	16.4	54.8	1切れ	1本=250g
	ライ麦パン	30	79	14.1	47.1	厚さ1cm1枚	ライ麦50%
	ぶどうパン	60	161	29.3	48.9	1個	
	ロールパン	30	95	14.0	46.6	1個	バターロール
	クロワッサン	30	134	12.6	42.1	1個	
	イングリッシュマフィン	60	137	23.8	39.6	1個	
	ナン	80	210	36.5	45.6	1個	
	うどん(ゆで)	250	263	52.0	20.8	1玉	
	そう麺	50	178	35.1	70.2	1束	
	中華麺(生)	130	365	69.7	53.6	1玉	ゆでて230g
	中華麺(蒸し)	170	337	62.1	36.5	1玉	
	そば(ゆで)	170	224	40.8	24.0	1玉	小麦粉65%
	マカロニ(乾)	10	38	7.0	69.5	サラダ1食分	
	スパゲティ(乾)	80	302	55.6	69.5	1人分	
	餃子の皮	6	17	3.3	54.8	1枚	
	シュウマイの皮	3	9	1.7	56.7	1枚	
	コーンフレーク	25	95	20.3	81.2	1人分	
	そば粉	50	181	32.7	65.3	1C=120g	
	小麦粉(薄力粉)	9	33	6.6	73.4	大匙1	小1=3g·1C=110g
	生麸	7	11	1.8	25.7	手まり麸1個	
	麸	5	19	2.7	53.2	小町麸12個	
	パン粉(乾)	3	11	1.8	59.4	フライ用衣	小1=1·大1=3·1C=40g
	上新粉	3	11	2.3	77.9	小1	大1=9·1C=130g
	白玉粉	9	33	7.2	79.5	大匙1	1C=120g
	道明寺粉	12	45	9.6	79.7	大匙1	1C=160g
イモ類	きくいも	50	18	6.6	13.1		
	こんにゃく	50	3	0.1	0.1	おでん1食分	1丁約250g
	サツマイモ	60	79	17.5	29.2	1/3〜1/4個	廃棄10% 1個=約250g
	サトイモ	50	29	5.4	10.8	中1個約60g	廃棄15%
	ジャガイモ	60	46	9.8	16.3	1/2個	廃棄10% 1個=約130〜150g
	フライドポテト	50	119	14.7	29.3		
	長イモ	50	33	6.5	12.9	1/9個	廃棄10% 1本=500g
	やまとイモ	50	62	12.3	24.6		廃棄10%
	じねんじょ	50	61	12.4	24.7		廃棄20%
	くず粉	20	69	17.1	85.6		1C=120g
	片栗粉(じゃがいもでん粉)	3	10	2.4	81.6	小1=3g	大1=9g·1C=130g
	コーンスターチ	2	7	1.7	86.3	小1=2g	大1=6g·1C=100g
	くずきり(乾)	15	53	13.0	86.8	鍋1食分	
	緑豆春雨	10	35	8.1	80.9	和え物1食分	
	春雨	10	34	8.3	83.1	和え物1食分	
豆類	小豆(乾)	10	34	4.1	40.9		1C=160g
	いんげんまめ(乾)	10	33	3.9	38.5		1C=160g
	えんどう(ゆで)	30	44	5.3	17.5		1C=130g
	そらまめ(乾)	20	70	9.3	46.6		
	大豆(乾)	10	42	1.1	11.1	38個	1C=150g　黒豆を含む
	大豆(ゆで)	50	90	1.4	2.7		
	きな粉(脱皮大豆)	5	22	0.8	16.1	大1=5g	小1=2g
	木綿豆腐	135	97	1.6	1.2	1/2丁	1丁=270g
	絹ごし豆腐	135	76	2.3	1.7	1/2丁	1丁=270g
	焼豆腐	50	44	0.3	0.5	1/3〜1/5丁	1丁=150〜250g
	生揚げ(厚揚げ)	135	203	0.3	0.2	大1個	
	油揚げ	30	116	0.4	1.4	1枚	
	がんもどき	95	217	0.2	0.2	1個	

食品糖質量 02

	食品名	常用量(g)	カロリー(kcal)	糖質(g)	100g当たり糖質量(g)	目安	備考
豆類	高野豆腐	20	106	0.8	3.9	1個	
	糸引き納豆	50	100	2.7	5.4	1パック	
	ひきわり納豆	50	97	2.3	4.6	1パック	
	おから	40	44	0.9	2.3	卯の花1人分	
	無調整豆乳	210	97	6.1	2.9	1本	1C=210g
	生湯葉	30	69	1.0	3.3		
	干し湯葉	5	26	0.3	5.6	汁1人分	干し湯葉1枚=5g
	テンペ	20	40	1.0	5.2	1/5枚分	1枚
種実類	アーモンド(乾)	50	299	4.7	9.3	35粒	10粒=約15g
	アーモンド(フライ、味付)	50	303	5.2	10.4	35粒	10粒=約15g
	カシューナッツ(フライ、味付)	30	173	6.0	20.0	20粒	10粒=約15g
	かぼちゃ(いり、味付)	50	287	2.4	4.7		
	ぎんなん(生)	15	28	5.5	36.7	10粒	廃棄25% 殻付き2g
	ぎんなん(ゆで)	10	17	3.2	32.3		
	くり(生)	20	33	6.5	32.7	1個	廃棄30% 殻付き1個=約30g
	くるみ(いり)	6	40	0.3	4.2	1個	1個=約6g
	ココナッツミルク	50	75	1.3	2.6	1/4C	
	ごま(乾)	3	17	0.2	7.6	小1	小1=3g・大1=9g・1C=120g
	ごま(いり)	3	18	0.2	5.9	小1	
	ピスタチオ(いり、味付)	40	246	4.7	11.7	40粒	廃棄45% 殻付き1個=2g
	ひまわり(フライ、味付)	40	244	4.1	10.3		
	ヘーゼルナッツ(フライ、味付)	40	274	2.6	6.5		
	マカダミアナッツ(いり、味付)	50	360	3.0	6.0		
	まつ(いり)	40	276	0.5	1.2		小1=3g
	らっかせい(いり)	40	234	5.0	12.4	30粒	廃棄27% 殻付き1個=2g
	バターピーナッツ	40	237	4.5	11.3	40粒	
	ピーナッツバター	17	109	2.4	14.4		大1=17g
野菜類	あさつき	5	2	0.1	2.3	薬味1人分	5本=15g
	あしたば	10	3	0.1	1.1	1茎	
	グリーンアスパラ	30	7	0.6	2.1	太1本	
	ホワイトアスパラ(水煮缶詰)	15	3	0.4	2.6	1本	
	さやいんげん(三度豆)	50	12	1.4	2.7	お浸し1食分	
	うど	20	4	0.6	2.9	吸い物1食分	廃棄35% 中1本=約200g
	えだまめ	50	68	1.9	3.8	1食分	廃棄45% さや付き90g
	さやえんどう(きぬさや)	20	7	0.9	4.5	付け合わせ	廃棄9% 1さや=3g
	スナップえんどう	50	22	3.7	7.4	付け合わせ	1本=10g
	グリンピース(えんどう豆)	5	5	0.4	7.6	10粒	
	おかひじき	60	10	0.5	0.9	1食分	みるな
	オクラ	20	6	0.3	1.6	2本	廃棄15% 1本=15g
	かぶ　葉	80	16	0.8	1.0	3株分	廃棄30% 1株=40g
	かぶ　根	50	10	1.6	3.1	小1個分	廃棄9% 中1個=60g
	西洋カボチャ	50	46	8.6	17.1	5cm角1個	廃棄10% 1個=1～1.5kg
	からしな	35	9	0.4	1.0	1株=35g	葉がらし
	カリフラワー	80	22	1.8	2.3	サラダ1食分	廃棄50% 1個=350～500g
	干ぴょう(乾)	3	8	1.1	37.8		巻き寿司1本分
	キャベツ	50	12	1.7	3.4	中葉1枚	廃棄15% 中1個=約1kg
	きゅうり	50	7	1.0	1.9	1/2本	中1本=100g
	くわい	20	25	4.8	24.2	1個	廃棄20%
	ごぼう	60	39	5.8	9.7	1/3本	廃棄10%中1本=200g
	小松菜	80	11	0.4	0.5	お浸し1人分	廃棄15%
	ししとうがらし	4	1	0.1	2.1	1本	廃棄10%
	しそ	1	0	0.0	0.2	1枚	青しそ・赤しそ
	春菊	15	3	0.1	0.7	1本	
	じゅんさい(水煮びん詰)	5	0	0.0	0.0	吸い物1人分	
	生姜	20	6	0.9	4.5	1かけら	廃棄20% 1個=25g
	生姜甘酢漬け	5	3	0.5	10.5	付け合わせ	
	しろうり	110	17	2.3	2.1	1/2個	廃棄25% 中1個=約300g
	ずいき	80	13	2.0	2.5	煮物1食分	廃棄30% 1本=50g
	ズッキーニ	100	14	1.5	1.5	1/2本	1本210g
	せり	15	3	0.1	0.8	1株	廃棄30% 1株=20g
	セロリ	50	8	0.9	1.7	1/2本	廃棄35% 1本=150g
	ゆでぜんまい	50	11	0.3	0.6	煮物1食分	
	そらまめ(未熟豆)	20	22	2.6	12.9	1さや分	廃棄25% 1さや=30g
	かいわれ大根	5	1	0.1	1.4	1食分	
	大根葉	30	8	0.4	1.3		廃棄20% 葉のみ40g
	大根	100	18	2.7	2.7	煮物1食分	廃棄10% 中1本=800g～1kg
	切干大根	10	28	4.7	46.8	煮物1食分	
	ゆでたけのこ	50	15	1.1	2.2	煮物1食分	

食品糖質量03

	食品名	常用量(g)	カロリー(kcal)	糖質(g)	100g当たり糖質量(g)	目安	備考
野菜類	タマネギ	100	37	7.2	7.2	煮物1食分	中1個=200g
	たらのめ	30	8	0.0	0.1	4個	廃棄30% 1個=10g
	チンゲンサイ	100	9	0.8	0.8	1株	廃棄15% 1株120g
	冬瓜	100	16	2.5	2.5	煮物1食分	廃棄30% 1個=約2〜3kg
	トウモロコシ	90	83	12.4	13.8	1/2本	廃棄50% 1本=350g
	トマト	150	29	5.6	3.7	中1個	
	ミニトマト	10	3	0.6	5.8	1個	
	トマト　ホール缶	100	20	3.1	3.1		固形量
	トマトジュース	180	31	5.9	3.3	コップ1杯	
	なす	80	18	2.3	2.9	煮物1食分	廃棄10% 1本=90g
	なばな(菜の花)	50	17	0.8	1.6	和え物1食分	
	にがうり	60	10	0.8	1.3	1/2本	廃棄15% 1本=130g
	にら	100	21	1.3	1.3	1束	
	ニンジン	30	11	1.9	6.4	煮物1食分	中1本=150g
	金時ニンジン	30	13	1.7	5.7	煮物1食分	中1本=50g
	にんにく	7	9	1.4	20.6	1かけ	廃棄8% 1個=55g
	にんにくの芽	50	23	3.4	6.8	1/2束	
	白ネギ	50	14	2.5	5.0	煮物1食分	廃棄40% 1本=150g 白ネギ
	葉ネギ	5	2	0.2	4.1	薬味1食分	
	白菜	100	14	1.9	1.9	葉中1枚	
	パセリ	3	1	0.0	1.4	みじん切り大さじ1	廃棄10% 1本=5g
	ピーマン	25	6	0.7	2.8	1個	廃棄15% 1個=30g
	赤ピーマン	70	21	3.9	5.6	1/2個	廃棄10% 1個=150g
	黄ピーマン	70	19	3.7	5.3	1/2個	廃棄10% 1個=150g
	ふき	40	4	0.7	1.7	1本	廃棄40% 1本=60g
	ブロッコリー	50	17	0.4	0.8	付け合わせ1食分	廃棄50% 1株300g
	ホウレンソウ	80	16	0.2	0.3	お浸し1食分	廃棄10%
	みつば	5	1	0.1	1.2	5本	1本=1g
	みょうが	10	1	0.1	0.5	1個	
	もやし	40	6	0.5	1.3	付け合わせ1食分	
	だいずもやし	40	15	0.0	0.0	付け合わせ1食分	
	モロヘイヤ	60	23	0.2	0.4	お浸し1食分	
	ユリネ	10	13	2.3	22.9	1かけ	廃棄10% 1個=70g
	レタス	20	2	0.3	1.7	付け合わせ1食分	
	サラダ菜	10	1	0.0	0.4	大1枚	廃棄10%
	サニーレタス	20	3	0.2	1.2	1枚	
	れんこん	30	20	4.1	13.5	煮物1食分	廃棄20% 1節250g
	わけぎ	50	15	2.3	4.6	ぬた1食分	1本=10g
	わらび	50	11	0.2	0.4	煮物1食分	1本=10〜15g
漬物	梅干	10	10	1.9	18.6	1個	
	ザーサイ(漬物)	10	2	0.0	0.0	小皿1皿	
	たくあん	20	13	2.3	11.7	2切れ	
	守口漬	20	37	8.2	41.0	2切れ	
	べったら漬	20	11	2.4	12.2	2切れ	
	たかな漬	20	7	0.4	1.8	小皿1皿	
	野沢菜漬	20	5	0.5	2.3	小皿1皿	
	キムチ	20	9	1.0	5.2	小皿1皿	
果実類	アボカド	80	150	0.7	0.9	1/2個	廃棄30% 1個=230g
	イチゴ	75	26	5.3	7.1	5粒	1粒=15g
	いちじく	50	27	6.2	12.4	1個	廃棄15% 1個=60g
	いよかん	60	28	6.4	10.7	1/3個	廃棄40% 1個=約300g
	うんしゅうみかん	70	32	7.8	11.0	1個	廃棄20% 1個=90g
	ネーブル	65	30	7.0	10.8	1/2個	廃棄35% 1個=200g
	柿	100	60	14.3	14.3	1/2個	廃棄9% 1個=220g
	かぼす果汁	5	1	0.4	8.4	小匙1杯	大1=15g
	キウイフルーツ	120	64	13.2	11.0	1個	廃棄15% 1個=150g
	きんかん	10	7	1.3	12.9	1個	
	グレープフルーツ	160	61	14.4	9.0	1/2個	廃棄30% 1個=450g
	さくらんぼ国産	60	36	8.4	14.0	10個	廃棄10% 1個=7g
	すいか	180	67	16.6	9.2	1/16個	廃棄40% 1個=約5kg
	すだち果汁	5	1	0.3	6.5	小匙1杯	大1=15g
	ナシ	120	52	12.5	10.4	中1/2個	廃棄15% 1個=280g
	西洋ナシ	120	65	15.0	12.5	中1/2個	廃棄15% 1個=280g
	なつみかん	190	76	16.7	8.8	中1個	廃棄45% 1個=350g
	パイナップル	180	92	21.4	11.9	1/6個	廃棄45% 1個=2kg
	はっさく	130	59	13.0	10.0	中1/2個	廃棄35% 1個=400g
	バナナ	100	86	21.4	21.4	1本	廃棄40% 1本=160g
	パパイア	115	44	8.4	7.3	中1/2個	廃棄35% 1個=350g

食品糖質量 04

	食品名	常用量(g)	カロリー(kcal)	糖質(g)	100g当たり糖質量(g)	目安	備考
果実類	びわ	30	12	2.7	9.0	1個	廃棄30% 1個=45g
	ぶどう	45	27	6.8	15.2	1/2房	廃棄15% 1房=110g
	メロン	100	42	9.8	9.9	1/4個	廃棄50% 1個=約800g
	もも	170	68	15.1	8.9	1個	廃棄15% 1個=200g
	ゆず果汁	5	1	0.3	6.6	小匙1杯	大1=15g
	ライチー	30	19	4.7	15.5	1個	廃棄30% 1個=40g
	ライム果汁	5	1	0.5	9.1	小匙1杯	大1=15g
	リンゴ	100	54	13.1	13.1	1/2個	廃棄15% 1個=250g
	レモン	60	32	4.6	7.6	1/2個	1個=120g
	レモン果汁	5	1	0.4	8.6	小匙1杯	大1=15g
キノコ類	えのき	20	4	0.7	3.7	汁物1食分	
	きくらげ(乾)	1	2	0.1	13.7	1個	
	生しいたけ	14	3	0.2	1.4	1枚	1個=15g
	干ししいたけ	3	5	0.7	22.4	1枚	
	しめじ	20	3	0.2	1.1	汁物1食分	
	なめこ	10	2	0.2	1.9	汁物1食分	
	エリンギ	20	5	0.6	3.1	1本	
	ひらたけ	10	2	0.4	3.6	1枚	
	まいたけ	20	3	0.0	0.0	汁物1食分	
	マッシュルーム	15	2	0.0	0.0	1個	
	マッシュルーム水煮缶詰	10	1	0.0	0.1	1個	
	まつたけ	30	7	1.1	3.5	中1本	
藻類	あらめ	10	14	0.8	8.2	煮物1食分	
	焼きのり	3	6	0.2	8.3	1枚	
	味付けのり	3	5	0.5	16.6	1袋	
	ひじき	10	14	1.3	12.9	煮物1食分	
	カットわかめ	2	3	0.1	6.2	酢の物1食分	
	わかめ(生)	20	3	0.4	2.0	酢の物1食分	
	刻み昆布	3	3	0.2	16.6	煮物1食分	
	とろろ昆布	2	2	0.4	22.0	1食分	
	ところてん	50	1	0.0	0.0	1食分	
	角寒天	7	11	0.0	0.0	1本	
	めかぶ	50	6	0.0	0.0	1食分	
	もずく	50	2	0.0	0.0	1食分	
乳類	牛乳	210	141	10.1	4.8	1本	小1=5g・大1=15g・1C=210g
	低脂肪乳	210	97	11.6	5.5	1本	小1=5g・大1=15g・1C=210g
	生クリーム(乳脂肪)	100	433	3.1	3.1	1/2パック	
	生クリーム(植物性脂肪)	100	392	2.9	2.9		
	コーヒーホワイトナー(液状)	5	12	0.1	5.5	1個	植物性脂肪
	コーヒーホワイトナー(粉状)	6	34	3.2	60.1	大1	植物性脂肪
	ヨーグルト全脂無糖	100	62	4.9	4.9	1食分	
	プロセスチーズ	20	68	0.3	1.3	角チーズ厚さ1cm	
	カテージチーズ	15	16	0.3	1.9	大1	
	カマンベールチーズ	20	62	0.2	0.9	1切れ	
	クリームチーズ	20	69	0.5	2.3	1切れ	
調味料	ウスターソース	6	7	1.6	26.3	小1	大1=18g
	中濃ソース	6	8	1.8	29.8	小1	大1=18g
	濃厚ソース	6	8	1.8	29.9	小1	大1=18g
	トウバンジャン	10	6	0.4	3.6	大1/2	
	濃口しょう油	6	4	0.6	10.1	小1	大1=18g
	淡口しょう油	6	3	0.5	7.8	小1	大1=18g
	たまりしょう油	6	7	1.0	15.9	小1	大1=18g
	固形コンソメ	5	12	2.1	41.8	1食分使用量	
	顆粒風味調味料	2	4	0.6	31.1	小1/2杯	小1=4g
	めんつゆストレート	100	44	8.7	8.7	1食分	
	かき油(オイスターソース)	6	6	1.1	18.1		小=6g・大1=18g
	トマトピューレ	5	2	0.4	8.1	小1	大1=15g
	トマトペースト	5	4	0.9	17.3	小1	大1=15g
	ケチャップ	5	6	1.3	25.6	小1	大1=15g
	ノンオイル和風ドレッシング	15	12	2.4	15.9	大1	小1=5g
	フレンチドレッシング	15	61	0.9	5.9	大1	小1=5g
	サウザンアイランドドレッシング	15	62	1.3	8.9	大1	小1=5g
	マヨネーズ(全卵型)	12	84	0.5	4.5	大1	小1=4g
	マヨネーズ(卵黄型)	12	80	0.2	1.7		小1=4g
	甘味噌	18	39	5.8	32.3	大1	
	淡色辛味噌	18	35	3.1	17.0	大1	
	赤色辛味噌	18	33	3.1	17.0	大1	
	カレールウ	25	128	10.3	41.0	1人前	

食品糖質量 05

	食品名	常用量(g)	カロリー(kcal)	糖質(g)	100g当たり糖質量(g)	目安	備考
調味料	ハヤシルウ	170	128	11.3	45.0	1人前	
	酒かす	170	45	3.7	18.6	1食分	
	穀物酢	170	1	0.1	2.4	小1	大1=15g
	米酢	150	2	0.4	7.4	小1	大1=15g
	ぶどう酢	150	1	0.1	1.2	小1	大1=15g
	リンゴ酢	150	1	0.1	2.4	小1	大1=15g
	みりん	220	14	2.6	43.2	小1	大1=18g
嗜好飲料	清酒	220	193	8.1	4.5	1合	
	ビール	200	141	10.9	3.1	1缶=350ml(100ml:100.8g)	
	発泡酒	220	159	12.7	3.6	1缶=350ml(100ml:100.9g)	
	ワイン白	50	73	2.0	2.0	ワイングラス1杯	1本=720ml
	ワイン赤	120	73	1.5	1.5	ワイングラス1杯	1本=720ml
	ワインロゼ	90	77	4.0	4.0	ワイングラス1杯	1本=720ml
	紹興酒	70	64	2.6	5.1		
	焼酎甲類	60	371	0.0	0.0	1合	ホワイトリカー
	焼酎乙類	30	263	0.0	0.0	1合	本格焼酎
	ウイスキー	30	71	0.0	0.0	1杯	
	ブランデー	60	71	0.0	0.0	1杯	
	ウォッカ	30	72	0.0	0.0	1杯	
	ジン	30	85	0.0	0.1	1杯	
	ラム	60	72		0.1	1杯	
	梅酒	80	47	6.2	20.7	1杯	
肉類	牛肩脂身付き	250	286	0.3	0.3		
	牛肩赤肉	50	201	0.3	0.3		
	牛肩ロース脂身付き	130	411	0.2	0.2		
	牛肩ロース赤肉	170	316	0.2	0.2		
	サーロイン脂身付き	170	498	0.3	0.3		
	サーロイン赤肉	10	317	0.4	0.4		
	牛ばら脂身付き	80	517	0.1	0.1		
	牛もも脂身付き	6	246	0.5	0.5		
	牛もも赤肉	3	191	0.6	0.6		
	ランプ脂身付き	25	347	0.4	0.4		
	ランプ赤肉	50	211	0.5	0.5		
	牛ヒレ赤肉	9	223	0.3	0.3		
	牛ひき肉	7	224	0.5	0.5		
	牛舌	5	135	0.1	0.1		
	牛肝臓	3	66	1.9	3.7		
	ローストビーフ	3	98	0.5	0.9	2～3枚	
	コンビーフ缶	9	102	0.9	1.7	1/2缶	
	ビーフジャーキー	12	32	0.6	6.4	つまみ1食分	
	豚肩脂身付き	50	216	0.2	0.2		
	豚肩赤肉	50	125	0.2	0.2		
	豚肩ロース脂付き	60	253	0.1	0.1		
	豚肩ロース赤肉	50	157	0.1	0.1		
	豚ロース脂付き	60	263	0.2	0.2		
	豚ロース赤肉	50	150	0.3	0.3		
	豚ばら脂身付き	50	386	0.1	0.1		
	豚もも脂身付き	50	183	0.2	0.2		
	豚もも赤肉	50	128	0.2	0.2		
	豚ヒレ赤肉	20	115	0.2	0.2		
	豚ひき肉	3	221	0.0	0.0		
	豚舌	2	111	0.1	0.1		
	豚心臓	15	68	0.1	0.1		
	豚肝臓	10	64	1.3	2.5		
	胃ゆで	10	61	0.0	0.0		
	小腸ゆで	10	86	0.0	0.0		
	大腸ゆで	10	90	0.0	0.0		
	豚足	30	115	0.0	0.0		
	ボンレスハム	20	24	0.4	1.8	1枚	
	ロースハム	10	39	0.3	1.3	1枚	
	生ハム促成	50	25	0.1	0.5	2枚	1枚=5g
	ベーコン	5	81	0.1	0.3	1切れ	
	ウィンナー	135	64	0.6	3.0	1本	
	セミドライ	135	34	0.3	2.6	1枚	ソフトサラミを含む
	ドライ	50	50	0.2	2.1	1枚	サラミを含む
	フランクフルト	135	149	3.1	6.2	1本	
	焼き豚	30	52	1.5	5.1	3枚	
	合鴨皮付き	95	167	0.1	0.1		

食品糖質量 06

	食品名	常用量(g)	カロリー(kcal)	糖質(g)	100g当たり糖質量(g)	目安	備考
肉類	鶏肉手羽皮付き	100	195	0.0	0.0		
	鶏肉むね皮付き	100	244	0.0	0.0		
	鶏肉むね皮なし	100	121	0.0	0.0		
	鶏肉もも皮付き	100	253	0.0	0.0		
	鶏肉もも皮なし	100	138	0.0	0.0		
	ささ身	100	114	0.0	0.0		
	鶏ひき肉	100	166	0.0	0.0		
	鶏心臓	50	104	0.0	0.0		
	鶏肝臓	50	56	0.3	0.6		
	鶏すなぎも	50	47	0.0	0.0	2個	
卵類	卵	50	76	0.2	0.3	1個	廃棄15% 1個=60g
	うずら卵	10	18	0.0	0.3		廃棄15% 1個=12g
	ピータン	68	146	0.0	0.0	1個	廃棄15%　殻付き1個80g
魚介類	あじ	70	85	0.1	0.1	1切れ	廃棄55% 1尾=150g
	あじ・開き干し	65	109	0.1	0.1	1枚	廃棄35% 1枚=100g
	蒸しあなご	60	116	0.0	0.0	2切れ	
	イワシ	65	88	0.2	0.3	1尾	廃棄35% 1尾=100g(20cm)
	ちりめん微乾燥	50	57	0.1	0.2		1カップ弱
	オイルサーディン	20	72	0.1	0.3	3尾	
	うなぎ白焼き	60	199	0.1	0.1	2切れ	1串=120g
	うなぎかば焼き	60	176	1.9	3.1	2切れ	
	かつお	60	68	0.1	0.1	刺身5切れ	
	めいたがれい	75	71	0.1	0.1	5枚おろし　刺身	廃棄50% 1尾=150g
	干しがれい	60	70	0.0	0.0		廃棄40% 1枚=100g
	きす	30	26	0.0	0.1		廃棄50% 1尾=60g
	塩鮭	100	199	0.1	0.1	1切れ	
	スモークサーモン	20	32	0.0	0.1	1枚	
	サバ	100	202	0.3	0.3	1切れ	
	さわら	100	177	0.1	0.1	1切れ	
	サンマ	85	264	0.1	0.1	1尾	廃棄30% 1尾=120g
	ししゃも	50	83	0.1	0.2	2尾	
	したびらめ	110	106	0.0	0.0	1尾	廃棄45% 1尾=200g
	たい	100	194	0.1	0.1	1切れ	
	ぶり	100	257	0.3	0.3	1切れ	
	マグロ	60	211	0.1	0.1	刺身5切れ	
	マグロ油漬け	50	134	0.1	0.1	サラダ1食分	
	わかさぎ	80	62	0.1	0.1	5尾	
	赤貝	20	15	0.7	3.5		廃棄75%殻付き80g
	あさり	60	18	0.2	0.4		廃棄60%殻付き150g
	あわび	135	99	5.4	4.0		廃棄55%殻付き300g
	かき	15	9	0.7	4.7		廃棄75%殻付き60g
	さざえ	30	27	0.2	0.8	刺身	廃棄85%殻付200g
	蜆	30	15	1.3	4.3	味噌汁1杯分	廃棄75%殻付120g
	とりがい	10	9	0.7	6.9	2枚	
	貝柱	25	24	1.2	4.9	正味1個	
	車えび	30	29	0.0	0.0	1尾	廃棄55%大1尾=70g
	たらばがにゆで	80	64	0.2	0.2		廃棄60%足4本200g
	するめいか	225	198	0.5	0.2	1ぱい	廃棄25%1ぱい300g
	ゆではたるいか	60	62	0.2	0.4	1貫分	
	するめ	30	100	0.1	0.4	つまみ1食分	
	いくら	17	46	0.0	0.2	大1	
	塩辛	20	23	1.3	6.5	大1	
	ゆでたこ	100	99	0.1	0.1	足1本	
	うに	5	6	0.2	3.3	1片	
	練りうに	16	27	3.6	22.4	大1	
	くらげ　塩蔵、塩抜き	20	4	0.0	0.0	和え物1食分	
	たらこ	45	63	0.2	0.4	1腹	
練り製品	蒸しかまぼこ	20	19	1.9	9.7	1cm	1本=200g
	かに風味かまぼこ	20	18	1.8	9.2	1本	
	焼きちくわ	20	24	2.7	13.5	1/4本	1本=90g
	はんぺん	25	24	2.9	11.4	1/4枚	大1枚=100g
	さつまあげ	40	56	5.6	13.9	1/2個	1枚=75g
	さかなソーセージ	40	64	5.0	12.6	1/2本	1本=75g

著者略歴
江部康二（えべ・こうじ）
1950年生まれ。京都大学医学部卒業。財団法人高雄病院理事長、医師。同院での臨床活動の中から、ダイエット、糖尿病克服などに画期的な効果がある「糖質制限食」の体系を確立。自身も実践した結果、66kgあった体重が56kgと半年で10kgの減量に成功する。1500を超える症例から、肥満・メタボリック症候群・糖尿病などに対する糖質制限食の絶大な治療効果を証明。多くのセレブ・有名人からも熱烈な支持を受け、芥川賞作家・宮本輝との対談本『我ら糖尿人、元気なのには理由《ワケ》がある。』（東洋経済新報社）はベストセラーに。

ソフトバンク新書　164

腹《はら》いっぱい食《た》べて楽々《らくらく》痩《や》せる「満腹《まんぷく》ダイエット」
肉《にく》を食《た》べても酒《さけ》を飲《の》んでも運動《うんどう》しなくても確実《かくじつ》に痩《や》せる！

2011年6月25日 初版第1刷発行

著　者：江部康二《えべこうじ》

発行者：新田光敏
発行所：ソフトバンク クリエイティブ株式会社
〒107-0052　東京都港区赤坂4-13-13
電話：03-5549-1201

編集協力：井上健二
装幀：ブックウォール
イラスト：にぎりこぶし
本文組版：石縛 隆（ごぼうデザイン事務所）
印刷・製本：図書印刷株式会社

ISBN 978-4-7973-6380-7